rowohlt

Köln, 11.05.2017

CORNELIA SCHEEL

MILDRED
SCHEEL

ERINNERUNGEN AN MEINE
MUTTER

Mit Regina Carstensen

Rowohlt

Alle im Buch vorkommenden Personen sind solche des realen Lebens. Um ihre Privatsphäre zu schützen, habe ich einige von ihnen unter Pseudonym vorgestellt.

3. Auflage Januar 2016
Copyright © 2015 by Rowohlt Verlag GmbH,
Reinbek bei Hamburg
Lektorat Susanne Frank
Satz aus der Warnock Pro, PageOne,
bei Dörlemann Satz, Lemförde
Druck und Bindung
CPI books GmbH, Leck, Germany
ISBN 978 3 498 06087 9

In tiefer Verbeugung vor meiner Mutter

INHALT

VORWORT

Es ist drei Jahre her, dass mich im Frühling eine freundliche ältere Dame am Flughafen Köln/Bonn ansprach. Ich wartete dort auf einen Bekannten aus Berlin, um ihn abzuholen und in sein Hotel zu fahren. Die Dame fragte mich mit leiser Stimme: «Entschuldigung, sind Sie nicht das Fräulein Scheel? Die Tochter von Frau Dr. Mildred Scheel?» Als ich ihre Frage bejahte, sprudelte die Begeisterung über meine Mutter nur so aus ihr heraus. Sie war in ihrem Redefluss kaum zu bremsen und schwärmte ohne Punkt und Komma von dieser großartigen Frau, die leider viel zu früh von uns gegangen sei.

In den vergangenen Jahren wurde ich schon häufiger mit ähnlichen Situationen konfrontiert, und so sehr ich mich über die Komplimente freue, die meiner verstorbenen Mutter gelten, so unsicher fühle ich mich jedes Mal dabei. Mir bleibt in solchen Situationen nur, zustimmend mit dem Kopf zu nicken und den Ausführungen höflich mein Ohr zu schenken. In diesem Fall endete die Begegnung anders als gewohnt. Nachdem die Dame ihren freundlichen Monolog beendet hatte, überraschte sie mich mit der Frage:

«Können Sie mir nicht erzählen, wie Mildred Scheel als Privatperson war? Was war sie für eine Mutter? Wie kam es zu ihrem großen Engagement für die Krebsbekämpfung?»

Ich war von dieser Frage völlig überrumpelt und antwortete

etwas verlegen: «Mildred Scheel war eine so spannende und wunderbare Frau, ich könnte ein Buch über sie schreiben.»

Da packte mich die Dame am Arm und fragte: «Und warum tun Sie das nicht?» Sie blickte mich noch einmal durchdringend an, drehte sich auf dem Absatz um und entschwand in der Menschenmenge.

Wie vom Donner gerührt stand ich da. Warum tun Sie es nicht?, hallte es in meinem Kopf nach. Die stürmische Umarmung meines Besuchs aus Berlin riss mich abrupt aus diesem Gedankenkarussell.

Immer wieder musste ich in den kommenden Tagen an die Unterhaltung mit der fremden Frau am Flughafen denken. In der Tat, sie hatte ja recht, warum schrieb ich meine ganz persönlichen Erinnerungen an meine Mutter nicht einmal auf? Sie war so besonders gewesen und hatte in ihrem Leben Großes geleistet – was hinderte mich daran? Der Grund war, so gestand ich mir ein: Ich hatte zu viel Angst vor den schmerzlichen Erinnerungen an den Menschen, der das Liebste und Wichtigste in meinem Leben war. In den vielen Jahren, die seit ihrem furchtbar qualvollen Tod vergangen sind, habe ich natürlich gelernt, ohne sie weiterzuleben. Das ändert aber nichts an der Tatsache, dass ich sie nach wie vor wie bescheuert vermisse. Sie fehlt mir jeden verdammten Tag, der seit dem 13. Mai 1985 ins Land gezogen ist.

Vier Jahre vor ihrem Tod antwortete meine Mutter auf die Frage, was für sie das größte Unglück sei: «Jung zu sterben.» Zu diesem Zeitpunkt hatte sie nicht die geringste Ahnung, dass sie zwei Jahre später selbst den Kampf gegen dieses größte Unglück würde aufnehmen müssen. Sie wusste nicht, dass sie vier Jahre später jung sterben würde.

Nun habe ich doch ein Buch über Mildred Scheel geschrieben. Ich tat es, um dazu beizutragen, dass sie in der Erinnerung der Menschen weiterlebt. Eine Frau, die zu Lebzeiten so tiefe und beeindruckende Spuren hinterlassen hat, ist nicht tot. Sie kann gar nicht tot sein, da sie in den Herzen so vieler ihr nahen Menschen und in den Gedanken unzähliger weiterer lebt.

Ich wünsche mir, dass all diejenigen, die meine Mutter als unerschrockene Kämpferin gegen die Geißel Krebs erlebt haben, auch einen Einblick in die Seele dieser ungewöhnlichen Frau, Mutter und Freundin erhalten. Mit der Hoffnung, das Bild von Mildred Scheel in den Köpfen und Herzen der Menschen durch diesen sehr persönlichen Rückblick ein wenig zu vervollständigen, öffne ich hier mein Herz.

UND DANN KAM DIESE KISTE ...

... an einem drückenden Tag Mitte August 2012.

Beim Leeren des Briefkastens fiel mir ein Abholschein der Post in die Hände. Ein Paket, das an mich adressiert war, lagerte auf dem Hauptpostamt in der Kölner Innenstadt. Zunächst überlegte ich, ob ich etwas bestellt hatte, und grübelnd studierte ich den Namen der Absenderin. Ich konnte ihn nicht zuordnen. Na bravo! Genervt und erschöpft von der Hitze wollte ich es dem Wetter gleichtun und mich vor der Abholung drücken. Ich machte mich am nächsten Tag aber doch mit gedämpfter Vorfreude auf den Weg. Es war noch heißer als am Vortag, und ich reihte mich in die lange, schweißnasse und nicht wirklich wohlriechende Schlange vor der Paketausgabe ein.

Nach einer gefühlten Stunde überreichte mir der rotgesichtige Beamte eine verbeulte, tonnenschwere Sendung.

Langsam wurde ich neugierig. Mit langen Armen schleppte ich die ominöse Fracht ins Auto. Zu Hause hatte ich nichts Eiligeres zu tun, als den Karton aufzureißen und mir von dem Inhalt des ramponierten Pakets ein Bild zu machen: noch eine Kiste, wahrscheinlich aus den sechziger Jahren, sowie ein Brief, der an mich gerichtet war. Unter anderem las ich den Satz: «Ich bringe es nicht fertig, alles wegzuwerfen, und möchte das Ihnen überlassen, es ist Ihre Familie.» Das *Ihre* war unterstrichen.

Allmählich beschlich mich eine Ahnung, wer diese Kiste an

mich geschickt hatte. Die einzige Schwester meiner Mutter, Lilian, war am 6. Dezember 2004 gestorben. Sie war mit einem Mann namens Jürgen Retsch verheiratet gewesen, der auch nicht mehr lebte. Bei seiner Beisetzung war ich seiner Tochter aus erster Ehe begegnet. Diese Tochter hatte mir nun nach all den Jahren das Paket geschickt. Eine andere Erklärung gab es nicht.

Aufgeregt fing ich an, die Kiste zu durchstöbern und dieses ungeordnete Sammelsurium näher in Augenschein zu nehmen. Zunächst arbeitete ich mich durch eine Unmenge Schwarzweißfotos mit Zackenrändern, die meine Tante in jungen Jahren an der Seite ständig wechselnder junger Männer in Uniform zeigte. Dem Alter meiner Tante nach zu schließen – sie war sieben Jahre älter als meine Mutter – stammten die Aufnahmen aus der Zeit des Zweiten Weltkriegs. Die Reihe ihrer Verehrer wollte kein Ende nehmen. Es war so ziemlich jeder Rang auf den Bildern vertreten, bis hin zum Ziegenboxbein-Oberunduntergeneralkriegskommandeursergeanten.

Doch dann hatte ich ihn in der Hand. Den Schatz! Mir völlig unbekannte Fotos meiner Mutter! Als Kleinkind. Als Schulmädchen mit geflochtenen Zöpfen. Als junge Medizinstudentin.

Ich erkannte das vertraute und junge Gesicht sofort, und mein Pulsschlag erhöhte sich. Meine Mutter hatte stets bedauert, anderen keine Bilder von sich aus ihrer Kinder- und Jugendzeit zeigen zu können, da es angeblich keine gab. Und jetzt, knapp dreißig Jahre nach ihrem Tod, saß ich vor dieser Goldgrube und konnte eine bebilderte Reise in ihre Vergangenheit machen. Mein Herz überschlug sich vor Begeisterung über dieses aufgeweckte Kind und über die unbeschwert-fröhliche, glückliche junge Frau, die mir dabei begegnete. Mir kamen die Tränen, vor Freude und Schmerz zugleich. Alles war so präsent, all die vielen Erinnerungen an meine geliebte Mutter.

Schließlich legte ich sämtliche Fotos wieder fein säuberlich in die Kiste, schloss sie – und schob sie in die hinterste Ecke meines Arbeitszimmers. Danach schrieb ich der Absenderin einen Dankesbrief. In den kommenden Wochen versuchte ich, nicht mehr daran zu denken, zu sehr überforderte mich im Moment der Gedanke daran, wie ich nun mit diesem Schatz umgehen sollte.

Die Kiste ließ sich aber nicht so einfach aus meinen Gedanken verdrängen. Immer wieder, in den alltäglichsten Momenten, tauchte sie vor meinem geistigen Auge auf. Die vormalige Besitzerin, die ich nicht wirklich kannte, hätte sie auch wegwerfen können. Aber sie hatte sich die Mühe gemacht und das schwere Ding auch noch zur Post gebracht. Sie hätte es leichter haben können – einfach den «alten Krempel» in einen Müllsack stopfen, und schon wäre er für immer weg gewesen. Das hatte sie jedoch nicht getan – und dafür möchte ich ihr an dieser Stelle nochmals von ganzem Herzen danken.

Immer häufiger begann ich mir vorzustellen, wie es wäre, tatsächlich ein Buch über meine Mutter zu schreiben. Der Wunsch war mir ja nicht ganz fremd. In den vergangenen Jahren hatte ich schon häufiger mit diesem Gedanken gespielt, und er war mir nicht erst nach der Begegnung mit der Dame auf dem Flughafen gekommen. Wäre es nicht eine gute Idee, meine ganz eigenen Erinnerungen und Erlebnisse mit meiner Mama festzuhalten? Doch jedes Mal hatte mich kurze Zeit später der Mut verlassen.

So war es auch dieses Mal.

Dann, am 13. Mai 2013, auf den Tag genau achtundzwanzig Jahre nach ihrem Tod, stand ich lange am Grab meiner Mutter auf dem Bonner Alten Friedhof und dachte abermals über die

Buchidee nach. Da ich nun im Besitz der kostbaren Kiste war, sah ich mich in der Lage, dieses Buch immerhin mit einer umfangreichen Fotostrecke zu versehen. Doch schon auf der Rückfahrt verwarf ich den Plan erneut.

Dennoch begann ich ganz unverbindlich die «Elisabeth Noelle-Neumann für Arme» zu geben und startete eine Art demoskopische Befragung. Bei jeder passenden und unpassenden Gelegenheit stellte ich Leuten, die nicht bei drei auf den Bäumen waren, die Frage, ob sie mit dem Namen Mildred Scheel etwas anfangen, etwas verbinden könnten. Bei denen, die unter dreißig waren, schaute ich oft in leere Gesichter. Und mit jedem Schulterzucken meines Gegenübers reifte in mir das Vorhaben, meiner Mutter ein kleines Denkmal zwischen zwei Buchdeckeln zu setzen.

7. JULI 1983

Es war ein wunderschöner Sommertag in Köln; mein Leben war leicht, liebens- und lebenswert. Ich hatte ein weiteres Medizinsemester in Innsbruck erfolgreich abgeschlossen und verbrachte ein paar Wochen bei meiner Familie. Täglich telefonierte ich mit meinem Freund in Österreich, und wir planten eine gemeinsame Reise für den zweiten Teil unserer Semesterferien. Die Welt lachte mich an, und ich strahlte zurück.

An diesem 7. Juli 1983 hatte meine Mutter frühmorgens einen Termin, von dem ich nichts wusste. Im Nachhinein wunderte ich mich über die Uhrzeit, da sie in der Regel sämtliche Verabredungen und Termine auf den Nachmittag oder den Abend legte. Da sie meist bis tief in die Nacht hinein arbeitete, stand sie für gewöhnlich erst am späten Vormittag auf. Als ich dann gegen Mittag unser Haus verließ, kam sie gerade in ihrem silbernen Golf GTI um die Ecke gebrettert. Mit quietschenden Reifen hielt sie neben mir, kurbelte das Fenster runter und sagte: «Cornelia, komm auf der Stelle mit in die Krebshilfe. Wir müssen reden.» Sie war sehr blass, und ihre Gesichtszüge wirkten ungewöhnlich angespannt. Ich bekam einen Riesenschreck, und begleitet von einem unguten Bauchgefühl setzte ich mich auf den Beifahrersitz.

Schweigend fuhren wir die 200 Meter in ihr Kölner Büro. Dort wartete schon ihre persönliche Referentin Annemarie Kerp

17

auf uns. Mir schlug das Herz bis zum Hals, als ich meine Mutter sagen hörte: «Die Darmuntersuchung hat einen Befund ergeben. Ich werde in drei Tagen operiert. Heute ist Donnerstag, morgen feiert Walter seinen Geburtstag wie gewohnt mit einem großen Gartenfest bei uns, und den Samstag benötige ich zur Vorbereitung für die Operation. Ich habe mit den Ärzten schon alles organisiert.» Sie ratterte den von ihr geplanten Ablauf der kommenden Tage runter, als würde sie die Einkaufsliste der nächsten Woche vorlesen.

Ich versuchte mir meine Fassungslosigkeit nicht anmerken zu lassen und fragte heiser: «Was haben die Ärzte denn festgestellt? Was für einer Operation musst du dich denn unterziehen?»

«Bei der Untersuchung wurde auffälliges Gewebe im Dickdarm entdeckt», antwortete sie scheinbar gelassen. «Das muss entfernt und schnellstmöglich eingeschickt und untersucht werden.» Dann lachte sie auf und meinte zu Annemarie Kerp und mir: «Ihr zwei seht aus wie erschrockene Eichhörnchen. Wahrscheinlich ist es völlig harmlos, aber die Ärzte wollen auf Nummer sicher gehen.» Ich konnte ihre unterschwellige Panik deutlich spüren. In diesem Moment war mir völlig klar: Das ist das Todesurteil für meine Mutter! Sie hatte es indirekt soeben selbst formuliert.

Ich war wie betäubt und vernahm nur noch Wortfetzen wie *absolute Geheimhaltung* und *den Kindern* – damit waren meine beiden jüngeren Geschwister gemeint – *irgendwas von einer Blinddarmentzündung erzählen*. Mit den Worten: «So, jetzt habe ich Wichtigeres zu tun. Ich muss mich um die Belange der Krebshilfe kümmern» komplimentierte sie mich schließlich mit gespielter Heiterkeit hinaus.

18

Völlig orientierungslos stand ich auf der Straße, und das Leben war nicht mehr mein Freund. Die Sonne, die mich eben noch aus dem Haus gelockt hatte, wollte ich nun verhüllen. Fassungslos beobachtete ich das fröhliche Spiel der Nachbarskinder und dachte: Das darf doch nicht wahr sein. Meine Mutter hat eine todbringende Krankheit, und hier draußen geht das normale, das fröhliche Leben einfach so weiter. Plötzlich war sie da: eine nie gekannte Angst. Sie nahm schlagartig von mir Besitz, und ich hatte das Gefühl, mein ganzer Körper sei gelähmt; ich konnte mich nicht von der Stelle bewegen. Ich weiß nicht, wie lange ich so da stand. Irgendwann schaffte ich es, nach Hause zu gehen. Aber nicht allein. Die Angst ging mit mir und wurde von da an zu einer treuen Begleiterin.

In der folgenden Nacht hielt sie mich konsequent davon ab, im Schlaf ein wenig Ruhe zu finden. Ich suchte nach Positivem in dieser schrecklichen Nachricht: Es ist bestimmt rechtzeitig erkannt worden. In der Früherkennung liegt die bestmögliche Heilungschance. Oder: Sie ist in der Kölner Uniklinik in den allerbesten Händen. Die erfahrensten Ärzte in Deutschland operieren und behandeln sie.

Aber meine stechende Angst ließ diese hoffnungsvollen Gedankenblasen immer wieder zerplatzen.

Am Freitag war meine Mutter den ganzen Tag mit den Vorbereitungen für das große Fest meines Vaters beschäftigt. Er feierte seinen vierundsechzigsten Geburtstag, und am Abend wurden zahlreiche Gäste erwartet. Meine Mutter wirkte bestens gelaunt, unterwies das Personal freundlich, aber bestimmt, und scherzte mit den Köchen in der Küche. Auch auf dem Fest feierte sie, ohne sich etwas anmerken zu lassen, gewohnt ausgelassen und beschwingt bis in den Morgen. Manchmal sahen mein Vater und ich uns kurz an, und in seinem Blick erkannte ich neben der Partyfröhlichkeit eine gewisse Traurigkeit. Ich bin mir sicher, keiner der Gäste ahnte auch nur im Entferntesten etwas.

Am Samstag bereitete meine Mutter sich in aller Ruhe auf den Eingriff vor. Tags darauf unterzog sie sich einer großen Operation. Es war der Anfang eines langen und schweren Leidenswegs. Sie wehrte sich fast zwei Jahre – und verlor diesen ungleichen Kampf in der Nacht zum 13. Mai 1985.

Nach ihrem Tod gab mir Annemarie Kerp das handgeschriebene Testament meiner Mutter. Es trägt das Datum des 7. Juli 1983.

I JUST CALLED TO SAY I LOVE YOU

Das Wagnis beginnt. Für ein paar Tage will ich im Sommer 2014 in den Süden der Republik reisen, um mehr über meine Mutter herauszufinden. Um mich überhaupt wieder an alles zu erinnern. Auch an das, was ich eigentlich schon weiß.

In München möchte ich eine enge Freundin meiner Mutter besuchen. Ich hoffe, von ihr zu erfahren, wie meine Mutter als Freundin war. Ich weiß, dass die beiden Frauen viel Zeit miteinander verbracht haben und dass der Kontakt nie abgerissen ist. Anschließend plane ich, in Bad Tölz meinen Patenonkel zu treffen. Er war bis zu dem Tag, an dem Walter Scheel mich adoptierte, mein Vormund gewesen. Das wurde bei einer alleinerziehenden Mutter in den sechziger Jahren wohl als notwendig erachtet. Einen leiblichen Vater gab's auch, leider jedoch einen, der zum Zeitpunkt meiner Zeugung bereits verheiratet war und sich nicht wegen meiner Mutter und mir von seiner Frau trennen wollte. Aber an ihn will ich erst einmal nicht denken, dazu komme ich später noch.

Meine erste Etappe soll also München sein. In dieser Stadt erblickte ich am 28. März 1963 das Licht der Welt. In dieser Stadt lebte ich fünf Jahre allein mit meiner Mutter zusammen.

Am liebsten möchte ich jetzt, nach knapp 300 zurückgelegten Kilometern, wieder umkehren. Die Angst vor meinen

21

Erinnerungen steigert sich von Minute zu Minute. Was werde ich wohl erfahren? Etwas, was mir womöglich nicht gefällt? Eine dunkle Vorahnung befällt mich.

Später werde ich wissen, dass sie berechtigt war.

Während ich auf der grauen Autobahn Kilometer für Kilometer hinter mir lasse, denke ich über meine Mutter nach. Schon das Datum, das sie für angemessen hielt, um auf die Welt zu kommen, war spektakulär gewesen. Sie wurde Silvester kurz vor Mitternacht geboren. Zeit ihres Lebens ärgerte sie sich, für ihre Ankunft nicht den Neujahrstag abgewartet zu haben, denn dann wäre sie ein Jahr jünger gewesen.

Tatsächlich besteht eine gewisse Uneinigkeit, ihr Geburtsjahr betreffend. In fast allen Veröffentlichungen wird das Jahr 1932 angegeben. Auf ihrem Grabstein aber steht: «Dr. med. Mildred Scheel, geborene Wirtz – Geb. 31. Dez. 1931.»

Sie selbst war bis zum Sommer 1970 der festen Überzeugung, sie sei am 31. Dezember 1932 zur Welt gekommen. Tatsächlich wurde sie aber ein Jahr früher geboren. Im Anschluss an die Volkszählung vom 27. Mai 1970 wandte sich ein findiger Beamter an sie und klärte sie über das Durcheinander auf. Er fand heraus, dass das Geburtsdokument, versehen mit dem Ausstellungsdatum 04. 01. 1932, unmöglich die Geburt vom 31. 12. 1932 verzeichnen konnte. Als mein Großvater Hubert Wirtz im neuen Jahr zum Standesamt gegangen war, hatte er es wohl mit einem wahrscheinlich verkaterten Mitarbeiter zu tun gehabt, der noch heftig unter den Nachwirkungen eines rauschenden Wochenendes litt. Da man mittlerweile das Jahr 1932 schrieb, trug er, geistig noch nicht voll auf der Höhe, diese Jahreszahl hinter den Geburtstag ein. Fortan fand sich dieses Datum auf allen Papieren und Dokumenten wieder, und meine Mutter sah keinen Grund, daran zu zweifeln. Ich kann nur vermuten, dass ihre Eltern sie in diesem Glauben ließen, da sich ja so ihr Wunsch, ein Jahr später geboren worden zu sein, heimlich doch erfüllt hatte.

Meine Mutter war also bis zum Sommer 1970 sicher, dass sie zu diesem Zeitpunkt siebenunddreißig war, und sie tat einen Teufel, das jetzt noch richtigzustellen. Ich kann sie da sehr gut verstehen. Auch mir gegenüber hatte sie ihr wahres Geburtsjahr erwähnt, und so staunte ich nicht schlecht, als mein Vater, der anscheinend eingeweiht war, beim Planen des Grabsteins auf das tatsächliche Datum bestand. Ausgiebig und heftig diskutierte ich mit ihm, um ihn zu überzeugen, dass auf dem Gedenkstein ihr Wunschdatum verewigt werden sollte. Leider ohne Erfolg. Er ist einfach in allen Dingen sehr korrekt – ein Beamter eben.

Ich hingegen möchte ihre kleine Legende aufrechterhalten und betrachte 1932 als ihr Geburtsjahr.

Als ich noch klein war, erzählte sie immer wieder gern, kaum habe sie ihren ersten Schrei getan, sei ein gigantisches Feuerwerk losgegangen. Allein ihr zu Ehren habe man es veranstaltet. Lange Zeit hatte mir das vollkommen eingeleuchtet. Lediglich die Tatsache, dass an meinen Geburtstagen in der Nacht so gar nichts los war, bedrückte mich jedes Jahr aufs Neue ein wenig.

Meine Mutter kam in der schönen Domstadt Köln zur Welt. Ihre Mutter, eine gelernte Modezeichnerin, war eine waschechte Amerikanerin. Anna Elsie Wirtz, geborene Brown, erblickte in New York am 12. November 1897 das Licht der Welt. Oma Elsie war die Tochter eines Weinimporteurs, der Deutschland verlassen und es an der amerikanischen Ostküste zu beachtlichem Wohlstand gebracht hatte. Ihr Vater bestand darauf, dass seine Tochter eine solide Ausbildung erhielt. Zu diesem Zweck schickte er sie im zarten Alter von vierzehn Jahren auf ein Internat in Wilhelmshöhe bei Kassel. Dort begegnete sie auf einem Sommerfest einem gewissen Johann Hubert Maria Baptist Wirtz, angehender Mediziner und ihr Tischherr. Dieser junge Mann war fünf Jahre älter als Elsie und entstammte einer alteingesessenen Brauereifamilie. Sein Geburtsdatum: 10. September 1892, sein Geburtsort: Pier im Kreis Düren.

Diese Begegnung und die Verbindung, die sich auf dem Internatsfest ergab, schien beide so nachhaltig zu beeindrucken, dass Elsie und Hubert sich am 2. Mai 1922 auf dem Standesamt in Köln das Jawort gaben. Zwei Jahre später wurde die erste Tochter geboren, Lilian. Kurz darauf bekamen sie einen Sohn, der jedoch unmittelbar nach seiner Geburt in Folge einer *Spina bifida*, einem offenen Rücken, verstarb. Das Ehepaar wünschte sich von Anfang an ein Geschwisterpaar. Immer wieder erzählte mir meine Mutter, dass mit dem Sohn die Familienplanung abgeschlossen gewesen sei. Sein früher tragischer Tod gab ihr die Chance zu leben.

Ich habe es leider versäumt, sie zu fragen, ob sie diese Tatsache belastet hat. Auch habe ich mir in jungen Jahren nie Gedanken darüber gemacht, was für einen schweren Schicksalsschlag meine Großeltern mit dem Tod des einzigen Sohnes erlitten hatten. Heute bin ich davon überzeugt, dass meine Mutter, vielleicht unbewusst, die schmerzhafte Lücke ausfüllen wollte. Der verstorbene Sohn sollte mit Sicherheit eines Tages die väterliche Praxis übernehmen. Die junge Mildred erfüllte, ja, sie übertraf sämtliche Erwartungen, die der Vater einst an seinen Sohn hatte. Die beiden verband ein inniges Verhältnis. Sie war ein ausgesprochenes Papakind, und er vergötterte seine jüngste Tochter. Jeden Abend setzte er sie auf seinen Schoß und erzählte ihr geheimnisvolle Märchen, erklärte ihr die Sterne oder beschrieb, wie der Mensch von innen aussieht.

Johann Hubert Wirtz war Röntgenologe, der erst in Köln und dann, in den letzten Kriegsjahren, in Amberg in der Oberpfalz praktizierte. Meine Mutter erzählte mir einmal, dass sie ihren Vater als kleines Mädchen regelrecht anbettelte, damit er sie mit in seine Praxis nahm. Solange sie noch nicht zur Schule ging, wollte sie ihren Vater so oft wie nur möglich dorthin begleiten. Er hatte das kleine fröhliche Mädchen gern um sich, und so verließen sie morgens häufig gemeinsam das Haus im Kölner Stadtteil Marienburg und fuhren in einem Buick zum Habsburgerring nahe der Kölner Oper. Dort befand sich die geräumige und beeindruckende Praxis ihres Vaters.

Die kleine Mildred war stets aufs Neue begeistert von der großen Zahl an Patienten, die sich bereits am frühen Morgen im Wartezimmer der Praxis eingefunden hatte. Etwa sechzig bis achtzig Männer, Frauen und Kinder begrüßten ihren Vater höflich und mit Respekt, fünfzehn Mitarbeiter warteten auf erste Anweisungen ihres Chefs. Mit seiner Ankunft verwandelte sich die Praxis in einen Ort emsiger Geschäftigkeit.

Das Sprechzimmer, das sie ebenfalls betreten durfte, war ein großer, imposanter Raum. Hinter einem mächtigen Schreibtisch saß ihr Vater. Er hatte die Gabe, seinen Patienten Sicherheit zu vermitteln und Vertrauen zu schaffen, was die Grundlage für ein offenes Gespräch zwischen Arzt und Patient ist, und er wandte sich seinen Patienten stets mit einer Mischung aus Offenheit und menschlicher Wärme zu, die für meine Mutter lebenslang Inbegriff und Voraussetzung ärztlichen Handelns war.

An diesem Ort wurde ihr schon in jungen Jahren vor Augen geführt, was es bedeutet, Kranken zu helfen, und schon damals wurde in ihr der Wunsch geweckt, es ihm eines Tages gleichzutun.

All ihre Puppen mussten sich zu diesem Zeitpunkt der einen oder anderen schweren Operation unterziehen. Um ein Puppenleben zu retten, musste schon mal die Amputation einer Gliedmaße vorgenommen werden. Auch lebenserhaltende Eingriffe am – zu ihrem großen Bedauern – nicht vorhandenen Herzen schienen unvermeidlich. Während die ältere Schwester Lilian ihre Puppen stets in feine, selbst genähte Kleider aus feinster Seide hüllte, hatte Mildred ausschließlich in Mull verbundene Invaliden in ihrem Kinderkrankenzimmer zu versorgen.

Oma Elsie schilderte mir einmal, wie Mildred am Weihnachtsabend 1938, kurz vor ihrem sechsten Geburtstag, unter dem Weihnachtsbaum ihre erste teure Käthe-Kruse-Puppe auspackte. Die Puppe hatte bewegliche Augen, das war zu der Zeit eine Sensation. Die kleine Dr. med. Mildred in spe war völlig begeistert und zog sich leise und vom Rest der Familie unbemerkt in ihr Zimmer zurück. Irgendwann registrierte meine Oma ihr Verschwinden und suchte ihre Tochter. Sie fand sie schließlich hoch konzentriert bei einer «großen Operation» am offenen Kopf der neuen Puppe. Mildred hatte einfach hinter das Geheimnis der rollenden Augen kommen wollen und musste sich daher einen Blick ins Schädelinnere verschaffen. Der komplizierte Eingriff war folglich unumgänglich.

Ich erinnere mich an eine weitere Geschichte, die mir meine Oma erzählte. Einmal bekam das Dienstmädchen der Familie eine scheußliche Gürtelrose im Gesicht. Sie litt Höllenqualen und wollte sich nur in ihrem Zimmer verstecken. Es war wohl wirklich ein schlimmer Anblick, und mein Opa, Dr. Wirtz, bat vergebens darum, sie behandeln zu dürfen. Das Dienstmädchen wies alle Bemühungen und Hilfe verschämt zurück, wollte in ihrem Zimmer verharren und auf baldige Linderung hoffen.

Die damals achtjährige Mildred erkundigte sich bei ihrem Vater, wie man der armen Frau denn helfen könne. Er erklärte ihr, fast so, als würde er sich mit einer Kollegin unterhalten, dass das Gesicht täglich mehrmals gereinigt und dreimal am Tag mit einer speziellen Salbe eingecremt werden müsse. Mildred fragte daraufhin: «Papa, hast du die Salbe da?» Er gab ihr einen kleinen Topf mit einer Paste, die er zuvor von einem Apotheker hatte herstellen lassen. Damit ging sie zur Tür des Dienstmädchens und hörte nicht auf, zu klopfen, bis ihr endlich geöffnet wurde. Gänzlich unbeeindruckt von der schweren Entstellung, erklärte Mildred der Erkrankten, dass sie genau wisse, was zu tun sei, und die feste Absicht habe, sie gesund zu pflegen.

Dreimal am Tag brachte Mildred der jungen Frau nun etwas zu essen und zu trinken, reinigte vorsichtig die befallenen Hautstellen und trug anschließend die Salbe großzügig und voller Hingabe auf. Nach zehn Tagen intensiver Pflege trat die genesene junge Frau aus ihrem Zimmer, um ihren Dienst in der Familie wieder anzutreten. Meine Oma entsann sich, dass ihre jüngste Tochter weder Lob noch Dank für ihren Einsatz verlangte. Sie war einfach nur glücklich, dass sie der Kranken hatte helfen können. Das große Interesse an Menschen, verbunden mit dem Wunsch und der Begabung, sie zu heilen, war ihr in die Wiege gelegt worden.

Den Zweiten Weltkrieg in Marienburg – das Haus stand am Südpark – erlebte Mildred mit voller Wucht. Fast jeden Tag floh sie mit ihren Eltern in den Bunker, oft zweimal. Einmal morgens, wenn die Alliierten über Köln hinwegflogen, dann abends, wenn sie die Strecke zurück zu ihrer Ausgangsbasis antraten. Kam sie wieder aus dem Bunker heraus, war sie von brennenden Häusern umgeben, von Schutt und Asche und von vielen Toten.

In den Jahren des Krieges sollte meine Mutter schmerzhaft die Erfahrung machen, dass die Medizin auch an ihre Grenzen stoßen konnte. Eine Luftmine schlug eines späten Vormittags in ein Nachbarhaus ein, und ihr Vater eilte so schnell er konnte zur Unglücksstelle, um Erste Hilfe zu leisten. Dabei bemerkte er nicht, dass ihm seine jüngste Tochter folgte. Vor dem Nachbarhaus lagen fünf Menschen, und keiner von ihnen zeigte mehr ein Lebenszeichen. Eine ganze Familie, auch die jüngste Tochter, hatte keine Überlebenschance. Nachdem ihr Vater den Tod sämtlicher Bombenopfer feststellen musste, bemerkte er seine Tochter und sagte ganz ruhig zu ihr: «Mildred, hier können wir nichts mehr tun. Die gesamte Familie hat den Angriff nicht überlebt.»

Die Tochter weigerte sich jedoch, die Menschen allein auf der Straße liegen zu lassen. Sie hatte den verzweifelten Wunsch, ihnen doch noch helfen zu können, und konnte nicht verstehen, dass sie alle tot waren. Sie rüttelte an ihnen, versuchte sie aufzurichten und wich stundenlang nicht von ihrer Seite. Unbeirrt verharrte sie bei den Toten und betete um ein Wunder. Das Bild des kleinen getöteten Mädchens, das noch jünger war als sie selbst, verfolgte sie ihr ganzes Leben.

Vor meinem geistigen Auge sehe ich das verzweifelte Mädchen Mildred Wirtz deutlich vor mir. Sie war für ihr Alter überdurchschnittlich groß, sehr schlank, und lange geflochtene Zöpfe reichten bis über beide Schultern. Mehr als einmal erzählte sie mir, wie hässlich sie sich selbst damals fühlte, denn sie überragte ihre Klassenkameraden um einen Kopf und wünschte sich nichts sehnlicher, als sich weniger auffällig in die Klassengemeinschaft integrieren zu können. Ihrem Vater fiel sehr bald auf, dass seine Tochter jeden Morgen mit hängenden Schultern, geneigtem Kopf und tief verunsichert den Weg zur Schule antrat.

Eines Morgens zitierte er sie nach dem gemeinsamen Frühstück zu sich und sprach sehr ernst mit ihr: «Mildred, du bist eine außergewöhnliche junge Persönlichkeit. Du bist nicht so wie die anderen, aber so, wie du bist, bist du in meinen Augen perfekt. Ich befehle dir, dass du erhobenen Hauptes durchs Leben gehst und akzeptierst, dass du niemals der Norm entsprechen wirst.» Als sie mit neun Jahren die vierte Klasse überspringen durfte und als jüngste Schülerin im Kölner Lyzeum eingeschult wurde, konnte sie die Worte ihres Vaters verstehen und richtig einordnen. Von da an ging sie stolz und aufrecht durchs Leben.

Ungefähr fünf Jahre nach ihrem Tod sprach mich die bildschöne, hochgewachsene Tochter eines mit meinen Eltern befreundeten Ehepaars an. Sie kam bei einer Veranstaltung in Köln auf mich zu und sagte, sie habe meiner Mutter unendlich viel zu verdanken. Sie erzählte mir, dass meine Eltern einmal zum Abendessen bei ihnen eingeladen gewesen seien. Meine Mutter habe sie während des gesamten Essens nicht aus den Augen gelassen. Nach dem Dessert kam meine Mutter auf sie zu und fragte, wie groß sie denn sei. «Ein Meter fünfundachtzig.»

«Und warum gehst du so geduckt und machst dich optisch kleiner?»

Die junge Frau hatte auf diese Frage keine Antwort. Daraufhin wurde meine Mutter sehr bestimmt: «Es gibt keinen Grund, deine Größe und damit deine Persönlichkeit klein zu machen.

Du hast allen Grund dazu, aufrecht durchs Leben zu gehen, denn du bist eine Ausnahmeerscheinung.»

Dieses Gespräch sei für sie eine Art Initialzündung gewesen, und sie habe sich von diesem Tag an niemals mehr klein gemacht.

Meine Mutter wollte keinesfalls Röntgenologin werden, das war ihr zu technisch. Ihr Traum war, als Internistin zu praktizieren, um intensiver an und mit den Patienten zu arbeiten. Doch es war der ausdrückliche Wunsch ihres Vaters, dass sie in seine Fußstapfen treten und zu gegebener Zeit seine Praxis in Amberg, wo sie nun wohnten, übernehmen sollte. Zunächst gefiel ihr diese Vorstellung gar nicht. Mein Großvater sprach schließlich ein ernstes Wort mit ihr, erklärte ihr, warum seine Fachrichtung so wichtig sei. Als Mildred in ihrer Ausbildung dann alle Bereiche durchlaufen hatte, von der Neurologie bis zur Urologie, blieb sie trotzdem bei ihrer Meinung: «Die Innere war für mich die ansprechendste Abteilung. Da habe ich mich am wohlsten gefühlt. Dennoch hat mein Vater erfolgreiche Überzeugungsarbeit geleistet, und ich wählte schließlich doch die Fachrichtung Röntgenologie.»

Als ihr Vater früh und unerwartet starb und sie ihre Ausbildung noch nicht beendet hatte, musste die Praxis, der Not gehorchend, verkauft werden. So kam es also nicht zur Praxisübernahme in Amberg.

In München hatte Mildred – neben Regensburg und Innsbruck – studiert und auch ihr Examen abgelegt. Sie war in dieser Stadt geblieben, hatte in Arztpraxen und Krankenhäusern gearbeitet. Hier brachte sie mich auch zur Welt, und allein mit ihr wuchs ich in dieser Stadt auf. Es waren Jahre, die unser Verhältnis am tiefsten prägten, in einer besonders schönen Weise, aber auch mit schwierigen Momenten.

Oft genug fuhr mich meine Mutter zu meiner Großmutter nach Amberg, wo ich dann länger blieb. Es war für sie wohl nicht immer einfach, ihrem Beruf nachzugehen und sich um mich zu kümmern, und manchmal hatte sie keine andere Wahl, als mich in die Obhut ihrer Eltern zu geben. Ich liebte meine Oma Elsie. Sie war meine beste Freundin und half mir täglich bei der Suche nach den Bonbons, die meine Tante Lilian, die ebenfalls noch im elterlichen Haus wohnte, vor mir versteckte. Da Lilian nicht besonders einfallsreich bei der Wahl ihrer Verstecke war, feierten wir regelmäßig Triumphe und teilten unsere Beute schwesterlich untereinander auf.

Oma Elsie war außergewöhnlich groß, kräftig, warmherzig und sehr humorbegabt. Zeit ihres Lebens sah sie es überhaupt nicht ein, richtig Deutsch zu lernen, was wahrscheinlich an ihrem entspannten amerikanischen Selbstbewusstsein lag, für das sie meine Mutter sehr bewunderte. Ich höre Oma noch immer «Cornilchen, kommst du bei mich?» sagen und denke voller Liebe an sie.

Schon als Kind war ich eine schlechte Esserin, und meine Oma war darüber sehr unglücklich. Eines Tages stellte sie erstaunt fest, dass ich plötzlich gesund und propper aussah. Kurzerhand ging sie mit mir zu einem Fotografen, ließ Aufnahmen machen und steckte eines der Bilder in einen Umschlag, zusammen mit einem Brief: «Schau mal, Mildred, das Cornelchen, die ist richtig fit, gesund und sieht gut aus.» Nach zwei Tagen erhielt meine Mutter den Brief. Sie öffnete ihn und jagte nach einem kurzen Blick auf das Foto die Treppen hinunter, setzte sich in ihr

Auto und raste nach Amberg. Auf dem Foto hatte sie gleich erkannt, dass ich doppelseitigen Mumps hatte.

Sie war eine hervorragende Diagnostikerin, schon als sehr junge Ärztin, das bemerkten auch viele in ihrem Umfeld. In kritischen Fällen hieß es oft: «Da müssen wir erst einmal die Mildred Wirtz fragen.» Wenn andere die Diagnose stellten: «Nein, mit dem Bein ist nichts, da ist nichts kaputt!», konnte es passieren, dass sie widersprach: «Moment mal, da ist ein Riss im Knochen, das sehe ich ganz deutlich. Das Bein muss unbedingt ruhiggestellt werden.»

Ich bin kurz vor Nürnberg, als aus dem Autoradio «Rock Around The Clock» von Bill Haley & His Comets ertönt. Prompt erinnere ich mich an das Jahr 1980. Es war ein Jahr vor meinem Abitur, und ich feierte auf der Abi-Fete des Jahrgangs über mir. Zu vorgerückter Stunde tanzte ich mit einem frischgebackenen Abiturienten entfesselt Rock'n'Roll. Nach einem Überschlag warf er mich in die Luft und hatte mich im nächsten Moment wohl alkoholbedingt vergessen – er machte nicht die geringsten Anstalten, mich wieder aufzufangen. Also landete ich sehr unsanft auf dem Steinboden der Aula und brach mir das Schlüsselbein (Kinder, das sind Schmerzen). Noch in derselben Nacht fuhr mich meine damals beste Freundin Lina in die Klinik. Der Arzt, der Nachtdienst hatte und meine Schulter röntgte, meinte dann: «Ja, das Schlüsselbein ist gebrochen, sieht man auch daran, dass es heraussteht.»

Zur Stabilisierung und Ruhigstellung der Schulter legte er mir einen viel zu lockeren Rucksackverband an. Der lasche Verband zwang mich nicht in die notwendige nach hinten überstreckte Schulterhaltung, aber nur so konnte das Schlüsselbein bei einem Bruch wieder zusammenwachsen. So viel wusste ich, wollte ich doch selbst Medizin studieren – ich hatte den festen Plan, genau das nachzuholen, was meiner Mutter nicht erlaubt gewesen war. Ich wollte Internistin werden!

Meiner Mutter erzählte ich von meinen Befürchtungen, und am nächsten Tag brachte sie mich in ein anderes Krankenhaus zu einem Chirurgen ihres Vertrauens. Der röntgte meine Schulter ein zweites Mal, betrachtete die Bilder und meinte:

«Das müssen wir operieren! Da sind wahrscheinlich sämtliche Bänder gerissen. Die zwei vorderen auf jeden Fall, und das hintere ist, vermute ich, auch durch.»

Meine Mutter sagte nur: «Moment!» Nachdem sie sich die Aufnahmen ebenfalls angeschaut hatte, schüttelte sie den Kopf: «Das hintere Band ist stabil! Wir brauchen keine Operation!»

Der Chirurg nahm ihren Einwand nicht hin: «Also, Frau Kollegin, Sie laufen Gefahr, dass Ihre Tochter ihren Arm später nicht mehr richtig heben kann.»

«Die Gefahr besteht nicht, das wird schön konservativ behandelt. Glauben Sie mir, es wird wunderbar heilen.»

Sie setzte sich durch, und obwohl mir etwas mulmig war, zweifelte ich keine Sekunde an ihrer Blitzdiagnose. Überflüssig zu erwähnen, dass ich bis heute keinerlei Bewegungseinschränkung in der betroffenen Schulter habe.

Nicht nur ich vertraute ihr in medizinischen Angelegenheiten blind. Auch als sie nach der Heirat mit Walter Scheel längst nicht mehr praktizierte, wandten sich häufig Freunde und Bekannte mit einem medizinischen Problem an sie. Wenn einer sagte: «Ich habe hier einen Knoten», tastete sie ihn sofort ab und stellte fest: «Den müssen wir ganz schnell abklären lassen» oder: «Das ist harmlos!» Sie war sehr sicher in der Diagnostik.

Das kam auch Walter Scheel zugute, als er sie kennenlernte. Fast sechzehn Jahre waren er und meine Mutter verheiratet, und sie waren sich auf durchaus ungewöhnliche Art und Weise begegnet: Sie hat ihm das Leben gerettet.

Meine Mutter arbeitete für vier Wochen als Röntgenfachärztin im Alpensanatorium in Bad Wiessee, gelegen am Westufer des Tegernsees. Im Herbst 1967 erholte sich mein Vater dort von einer Nierensteinoperation. Er hatte sich schon mehrere Male einem chirurgischen Eingriff unterziehen müssen, und jedes Mal, wie er oft und gern betonte, sei er ein Stehaufmännchen gewesen. «Die Ärzte schneiden mich auf, nähen mich wieder zu, und zehn Tage später bin ich wieder auf den Beinen.» Dieses Mal hatte er sich aber nicht so schnell erholt, es ging ihm sogar von Tag zu Tag miserabler.

An einem Sonntagmorgen hatte meine Mutter Dienst, warf nur einen Blick auf den Patienten und sagte: «Holt einen Rettungswagen und schafft ihn nach München in die Universitätsklinik, aber sofort!»

An dieser Stelle der Erzählung fragte ich immer: «Und, Mama, hast du denn den Patienten als Walter Scheel erkannt?»

Jedes Mal zögerte sie ein wenig: «Na ja, ich hatte kaum Zeit, mich für Politik zu interessieren, dafür nahm mich mein Beruf zu sehr in Anspruch. Ich wusste nur, dass dein Vater damals in der FDP und ein Ex-Minister war. Die Partei stand zu jener Zeit in der Opposition, aber ich brachte diese Biografie nicht mit dem Mann zusammen, der da vor mir im Bett lag, geschwächt und wirklich sehr krank aussehend. Erst im Nachhinein habe ich das realisiert. Da habe ich auch erfahren, dass seine Frau Eva-Charlotte im Jahr zuvor, nach vierundzwanzigjähriger Ehe, an Krebs verstorben war und er mit ihr einen Sohn namens Ulrich hat.»

Mein Vater war sofort von ihr beeindruckt. Ihre Sicherheit, ihre Ruhe, ihre Bestimmtheit und ihre klaren Anweisungen gefielen ihm. Er sagte später: «Keiner widersprach ihr. Jeder tat, was sie anordnete.»

«Hast du sie in diesem Moment zum ersten Mal gesehen?», wollte ich später mal von ihm wissen.

Er schüttelte den Kopf. «Nein, sie war mir schon ein paar Tage zuvor aufgefallen. Ich saß auf einem langen Gang des Sanatoriums und wartete auf eine erneute Untersuchung. Neben mir war eine Treppe, die in den Keller führte. Deine Mutter kam herauf und warf das Haar mit ihrer unnachahmlichen Bewegung des Kopfes in den Nacken. Auch ihre Haltung war bemerkenswert. Ich war so fasziniert von ihr, dass ich mich sogleich von meinem Stuhl erheben wollte, doch sie sah mich an und sagte: ‹So wie Sie beisammen sind, sollten Sie besser sitzen bleiben.› Dann ging sie weiter. Ich sah ihre Schuhe, sehe sie noch heute vor mir, ganz einfache Schuhe mit flachen Absätzen.»

Auch meiner Mutter war dieser Patient, von dem sie nun wusste, wer er war, nicht aus dem Kopf gegangen. Sie hatte ihn sympathisch gefunden, wie sie mir gestand. Dass der Mann Politiker war, fand sie weder abschreckend noch besonders reizvoll. «Nicht ein einziges Mal hat er gewimmert. Er hat sich nicht anmerken lassen, dass er furchtbare Schmerzen hatte, und die muss er gehabt haben.»

Sie mochte ihn als Mensch sofort, und das brachte sie dazu, ihn drei Tage nach seiner Operation im Krankenhaus zu besuchen. Frau Dr. Wirtz brachte dem Patienten Blumen mit, ein kleines Biedermeiersträußchen mit Vergissmeinnicht und Tausendschön. «Das hat mich gefreut», meinte er später zu mir.

Sie unterhielten sich eine Weile, und die gegenseitige Zuneigung wuchs. Es war jedoch nicht die Zeit, in der man sich so einfach zu einem Date verabredete. Sie verloren sich aus den Augen, aber es sollte nicht für immer sein. Auf einer Veranstaltung in München trafen sie sich wieder, und weil das gesellschaftliche Ereignis ziemlich langweilig war, sagte meine Mutter: «Kommen Sie, ich kenne in der Nähe ein kleines Lokal, da ist es lustiger.» Sie meinte das «Tröpfchen» in der Tengstraße im Münchner Stadtteil Schwabing. Heute existiert es nicht mehr.

Walter Scheel war begeistert von der Atmosphäre im Tröpfchen. Ein buntes Völkchen aus Künstlern und extrovertierten Nachtgestalten versammelte sich dort, darunter auch der Maler Herbert Schneider, ein guter Freund meiner Mutter. Walter Scheel hatte ihn einige Jahre zuvor bei einer Ausstellungseröffnung in Paris kennengelernt, und nun war dieser Künstler doch tatsächlich ein enger Freund dieser Ärztin. Er dachte: Wenn sie den Herbert Schneider mag und er sie, dann ist sie was ganz Besonderes. Aber eigentlich brauchte mein Vater keine weitere Bestätigung, um das zu erkennen – er wusste es schon längst.

Ich denke noch einmal daran, was meine Mutter bei meinem Vater Großartiges geleistet hatte. Ohne eine Untersuchung, allein durch das Betrachten des Patienten hatte sie ihm angesehen, dass höchste Lebensgefahr bestand, obwohl er – diszipliniert, wie er war – nicht einen einzigen Schmerzenslaut von sich gegeben hatte. Unglaublich.

Es sind nur noch wenige Kilometer bis München, und mich überkommt eine große Traurigkeit. Ich kann meinen Vater nicht mehr fragen, ich kann von ihm nichts mehr über meine Mutter erfahren. Seit fast drei Jahren lebt er in einem Pflegeheim für

Demenzkranke in Süddeutschland. Dort ist er in den besten Händen und wird vom gesamten Personal besonders liebevoll betreut. Er erkennt mich noch, freut sich, mich zu sehen, aber ich bekomme von ihm keine konkreten Antworten mehr. Hätte ich doch nur früher gefragt. Ein Satz, den sich Kinder immer wieder stellen, ganz gleich, aus welcher Generation sie stammen. Ein Satz, der aber auch sinnlos ist, weil ich es nun einmal nicht getan habe. Manche Dinge passieren eben nicht am richtigen Ort und zur richtigen Zeit. Es gibt auch die falschen Orte und die falschen Zeiten.

Mein Hotel in München befindet sich ganz in der Nähe meines heiß geliebten Viktualienmarkts, auf dem meine Mutter mit mir an ihrer Hand häufig am Wochenende einkaufte. Genau wie sie liebte ich die bunte Atmosphäre, die köstlichen Gerüche und die leckere Leberkäs-Semmel, die wir uns zum Abschluss teilten. Wenn ich in München bin, gehört ein Besuch auf diesem Markt zu meinem Pflichtprogramm. Ich erinnere mich dabei an meine unbeschwerte Kindheit, und manchmal kommt es mir so vor, als würde mich meine Mutter wieder an ihre Hand nehmen.

Nach einer ausgiebigen Dusche nehme ich das Nötigste aus meinem viel zu voll gepackten Koffer und beschließe, mir nach der langen Fahrt ein zünftiges bayrisches Belohnungsbier zu gönnen. Ich liebe Hotelbars und könnte Wochen damit verbringen, die anderen Gäste zu beobachten. Heimlich habe ich mich auf einen Pianisten gefreut, der die Gäste hingebungsvoll mit «New York, New York» von Frank Sinatra oder mit «As Time Goes By» aus dem Film *Casablanca* unterhält, doch zu meinem großen Bedauern finde ich den erhofften Herrn im Frack nicht vor. Die Klaviermusik kommt aus versteckten Lautsprechern, und die Nüsschen an der Bar schmecken muffig. Plötzlich reißt mich eine laute Damenrunde, die die Bar bevölkert, aus meinen trüben Gedanken. Es sind vier betagte, offensichtlich gut situierte Ladys, die zügig und unter großem Gelächter eine Flasche Champagner ordern. Zwei der Damen haben sich ihre weißen oder ergrauten Haare lila gefärbt. Ich liebe weiße Haare. Das verleiht dem dazu passenden Gesicht so einen würdevollen weisen Ausdruck. Warum sehe ich im Straßenbild eigentlich keine lilahauptigen Herren? Ich frage mich, ob meine Mutter im fortgeschrittenen Alter den lila Haartrend mitgemacht hätte, und antworte mir selbst mit einem entschiedenen Nein. Sie hat sich zeit ihres Lebens nie einem Trend angepasst und sich immer partout dagegen gewehrt, etwas «Angesagtes» für sich anzusagen. Der «Duft der Saison» oder eben die «Das-trägt-man-heute»-Haarfarbe für die Dame im besten Alter – das alles interessierte sie nicht. Sie hatte einen sehr eigenen Stil.

Ihre Schwester Lilian hingegen hätte sich wahrscheinlich jedes weiße oder graue Haar mit der Pinzette herausgerupft. Sie war viel blonder als meine Mutter und immer topmodisch gekleidet. Zudem hatte sie Modezeitschriften abonniert und achtete stets darauf, dass die Frisur picobello saß. Die Nägel waren immer in der aktuellen Modefarbe lackiert. Darin war sie das genaue Gegenteil von meiner Mutter.

Diese beiden Frauen waren so unterschiedlich, wie Schwestern nur sein können. Natürlich besaß auch meine Mutter eine ganze Palette von Lippenstiften in den unterschiedlichsten Rottönen. Aber sie gönnte sich nicht nur eine Farbe, sondern trug stets mehrere Schichten übereinander auf. Oft malte sie mit drei, vier Stiften, und jedes Mal kam eine andere Nuance dabei heraus. Ich beobachtete ihr Treiben immer mit einer gewissen

Skepsis. Am Ende hatte ihre merkwürdige Technik jedoch den Vorteil, dass die Kriegsbemalung nicht so schnell abging und sogar eine rauschende Ballnacht in der Bussi-Bussi-Gesellschaft überstand.

Bei Düften ging sie genauso vor. Sie besaß diverse Parfums, allesamt ziemlich schwer und intensiv, die kombinierte sie auch wild durcheinander, am liebsten herbe und süße Noten übereinander. Ich erinnere mich, dass auf jeden Fall «Shalimar» von Guerlain und das berühmte «Chanel No 5» darunter waren.

Auch ihr Kleidungsstil war eigenwillig. Als Kind liebte ich eine Szene aus der Villa Hammerschmidt, die sich fast täglich wiederholte. Meine Eltern hatten getrennte Schlafzimmer, da mein Vater meist sehr früh aufstehen musste, während meine Mutter gern bis in die tiefe Nacht hinein für die Deutsche Krebshilfe arbeitete. Die beiden Räume lagen im ersten Stock, links und rechts vom Flur. War eine gemeinsame Veranstaltung geplant, wartete ich gespannt darauf, mit welchem Outfit meine Mutter aus ihrem Zimmer treten würde. Bei meinem Vater wusste ich das schon im Voraus, da waren keine Überraschungen zu erwarten, aber bei meiner Mutter konnte man sich schon mal auf die ein oder andere gewagte Kombination gefasst machen.

Trafen sie nun in fertiger Ausgehmontur im Flur aufeinander, stöhnte mein Vater nicht selten auf: «Du großer Gott, Mildred! Nichts von dem, was du trägst, passt zusammen! Außerdem hieß es für den heutigen Abend: ‹Lange Robe›. Das scheinst du auf der Einladung überlesen zu haben.»

Mildred sagte daraufhin: «Natürlich nicht. Aber ich finde mich so fa! bel! haft! Das ist und bleibt meine Kleidung.»

Mein Vater fügte sich ihrem Willen, wenn es sich um einen

eher unwichtigen Termin handelte, und zog betrübt neben dieser im besten Fall originell gekleideten Frau von dannen.

Ich frage mich, die muntere Damenrunde im Visier: Was fand er bloß damals an diesen einfachen Schuhen mit den flachen Absätzen so reizvoll? Meine Mutter zog das an, wonach sie sich gerade fühlte, was ihrer momentanen Stimmung entsprach. Diese Tatsache ließ dem Bonner Protokoll stets das Blut in den Adern gefrieren. Bei wichtigen Auftritten als First Lady ließ sie sich dann auch beraten, aber das tat sie nur ihrem Mann zuliebe. Sie war sogar stolz darauf, als sie einmal zur schlechtest angezogenen Frau des Jahres gewählt wurde. Mit der Zeitung in der Hand saß sie zu Hause am Küchentisch und amüsierte sich köstlich darüber, wie man sich in dem Artikel über ihre seltsamen Kombinationen ausließ. «Ich ordne mich dem Modediktat nicht unter. Basta!»

Sie hatte ein großes Bedürfnis nach Autarkie. Als junge Frau kam mir das wie eine feministische Haltung vor, ohne dass meine Mutter jemals diesen Ausdruck verwendet hätte.

Ich glaube auch nicht, dass mein Vater in Wahrheit wirklich am modischen Gebaren seiner Frau verzweifelte. Wahrscheinlich bewunderte er sie heimlich für ihr freies Denken, zumal er selbst – und auch sein Kleidungsstil – extrem diszipliniert und korrekt sind. Meine Mutter war die Individualistin, die ihr Ding durchzog, und mein Vater streng den Konventionen verpflichtet. Zwei ganz unterschiedliche Temperamente, die sich in großer Liebe zugetan waren.

«Haben Sie einen besonderen Musikwunsch, junge Frau?» Eine tiefe, sehr freundliche Männerstimme reißt mich aus meinen

Gedanken, und mein Blick fällt auf einen Herrn im Frack, der am schwarzen Flügel sitzt. Weder sein Kommen noch sein Spiel habe ich bemerkt.

«Spielen Sie doch bitte ‹I Just Called To Say I Love You› von Stevie Wonder», bitte ich ihn sentimental. Das war das erklärte Lieblingslied meiner Mutter.

TONI NETZLE – EINE FREUNDIN
GANZ NACH IHREM GESCHMACK

Mit der wunderbaren Toni Netzle habe ich mich am Nachmittag draußen vor dem Restaurant «Lebenslust» in Schwabing verabredet. Ich finde, das hat was, sich an einem Ort mit dem Namen Lebenslust über meine Mutter zu unterhalten. Toni ist eine ausgebildete Münchner Schauspielerin, die Ende der fünfziger Jahre nebenher auch als Agentin für die Plattenfirma Polydor gearbeitet hat. Von 1960 bis 1992 war sie die Wirtin der traditionellen und sehr beliebten Künstlerkneipe «Alter Simpl».

Meine Mutter liebte diesen Ort und war seit 1971 sehr eng mit Toni befreundet. Mich nahm sie bei gemeinsamen Besuchen in München zu vorgerückter Stunde gerne mit; dort habe ich die fröhlichsten Abende mit meiner Mutter erlebt. Auch nach ihrem Tod ging ich weiterhin stets auf einen Absacker in den Simpl, wann immer ich beruflich in München zu tun hatte. Dann saß ich mit Toni und ihrem zauberhaften, humorvollen Lebensgefährten Ole gemütlich beisammen, und wir erinnerten uns an Mildred. Diese Besuche habe ich geliebt.

Nun haben wir uns schon viele Jahre nicht mehr gesehen, und ich bin entsprechend aufgeregt. Als ich pünktlich im Restaurant ankomme, sitzt Toni bereits an einem geöffneten Fenster in der Sonne und sieht großartig aus.

Wir umarmen uns stürmisch, und sofort ist die alte Vertrautheit wieder da. Ich mache es mir auf einem Stuhl neben ihr bequem und ordere eine Rhabarberschorle. Nachdem wir die wichtigsten aktuellen Neuigkeiten ausgetauscht haben, frage ich sie nach ihrer ersten Begegnung mit meiner Mutter. Toni sprudelt sofort los: «Die Bonner Gesellschaftskolumnistin Almut Hauenschild hatte 1971 zu sich nach Hause in Bonn geladen. Unter den Gästen war auch Mildred. Wir wurden einander vorgestellt, und dieser Moment war wirklich wie ein ‹Bling!›. Wir fühlten eine spontane Seelenverwandtschaft. Nach fünf Minuten haben wir uns schon geduzt, dabei bin ich keine, die jedem gleich das Du anbietet. Ich bin eigentlich ganz reserviert, ich hasse dieses frühe Duzen. Aber bei deiner Mutter hatte ich das Gefühl, wir wären Schwestern, das war merkwürdig, aber auch unglaublich schön.»

Die Freundschaft hielt über die Entfernung, all die Jahre. Toni erinnert sich: «Jede Nacht, die Gott ihr gegeben hat, außer sonntags, da hatte ich frei, und auch nicht mehr kurz vor ihrem Tod, rief mich Mildred in der Nacht an.»

Das lag wohl auch daran, dass Toni zu dieser Uhrzeit Nacht für Nacht hinter dem Tresen in der Türkenstraße stand. Zwei Frauen, zwei Nachteulen.

So klingelte dann oft im Simpl das Telefon, und die Stammgäste, die noch ihr letztes Bier tranken, sagten mit einem kurzen Blick zum Tresen: «Ach ja, die Mildred.» Dann ließ Toni den Anruf in ihr Büro umstellen, und die Freundinnen besprachen eine Viertelstunde lang die wichtigen Dinge des Tages. Für die Gäste und das übrige Personal war es in Ordnung, dass die beiden Frauen miteinander schwatzten, und alle warteten stets geduldig auf Tonis Rückkehr.

«War dir das nie lästig?», frage ich nach.

«Nein, nie. Und am Ende des Gesprächs habe ich immer

gesagt: ‹Gute Nacht und schlaf schön.› Und sie fragte stets: ‹Du machst dann bald Schluss?› Ich antwortete dann meistens: ‹Nein, heute Nacht wird es wohl bis fünf gehen.›»

«Und worüber habt ihr Nacht für Nacht geredet?»

«Viel erzählte sie von euch Kindern. Nicht viel hat sie über den Walter gesagt. Aber sie hat ihn wirklich geliebt, abgöttisch geliebt. Sie meinte, dass man das nicht mit Worten beschreiben könne. Manchmal habe ich Sachen gesagt, die waren wirklich nicht nett, aber sie rutschen so im nächtlichen Gespräch einfach heraus: ‹Mildred, du bist doch viel zu gescheit, als dass du diesen Dummkopf da nimmst.› Und da hat sie vehement protestiert: ‹Nein, er ist kein Dummkopf, auch wenn er vielleicht so auf dich wirkt.› Ich gab dann Kontra: ‹Wer ‹Hoch auf dem gelben Wagen› singt, ist ein Dummkopf. Nie im Leben käme ich auf die Idee, so etwas zu machen.› Darauf sie: ‹Das musst du ganz anders sehen, das ist auch für die Partei.›»

Toni erzählt weiter: «Einmal rief sie mich an und sagte: ‹Toni, ich komme nach München. Gehst du mit mir bitte einen Hut kaufen?› Es war wie in einem Sketch: Wir streiften durch einen Salon nach dem anderen, und ich war schon genervt, denn ich hasse Hüte. In einem ganz besonders teuren Salon setzte sie sich einen blauen, mit Federn verzierten Hut auf und fragte mich: ‹Steht der mir?› Meine Antwort war kurz: ‹Nein.› Also, dein Vater muss es schwer mit ihr gehabt haben, sie war immer unmöglich angezogen.»

Das kann ich bestätigen.

«Einmal ging wieder nachts gegen zwei das Telefon, aber sie rief nicht von zu Hause an. Sie war bei einem gesetzten Essen zusammen mit vierzig anderen Leuten im Hotel Nassauer Hof in Wiesbaden, da gibt es ein Gourmetrestaurant namens ‹Ente›. Ihr war fad, weil sie dieses Blablabla nicht ertrug. Small Talk war ihr verhasst, so etwas wie ‹Haben Sie schon gehört, der Abgeordnete X soll etwas mit seiner Sekretärin haben› oder ‹Der Minister Y hat ein Verhältnis mit seinem persönlichem Referenten›».

Ich möchte von Toni wissen, von wo aus Mildred angerufen hat. Vom Restaurant? «Nein, aus der Bar», Toni lacht. Sie bemüht sich, den genauen Wortlaut dieses Telefonats wiederzugeben: «‹Es sind hier nicht nur die Gespräche langweilig, auch das Essen schmeckt entsetzlich. Ich mag es nicht. Kannst du mal so lieb sein und mir meine Lieblingsspeise hochschicken? Oder am besten selbst vorbeibringen?› Ihre Lieblingsspeise war ein Butterbrot mit zwei Spiegeleiern. Du wirst das sicher auch noch wissen. Diesem Wunsch konnte ich aber leider nicht entsprechen.»

Ja, und wie ich das weiß. Spätabends bekam meine Mutter oft noch Hunger, ging dann hinunter in die Küche, schnitt sich eine dicke Scheibe Graubrot ab und beschmierte sie fingerdick mit Butter, sodass man beim Abbeißen in der Butter den Abdruck der Zähne sehen konnte. Über die Butter streute sie Salz. Es war eine richtige Butterbemme, im wahrsten Sinne des Wortes. Ich fand das als Kind eher gruselig, so viel Fett war nicht meine Sache, das unterschied mich doch sehr von meiner Mutter. Sie aber fand dieses solide Butterbrot herrlich. Mit der Stulle in der Hand kam sie die Treppe wieder hinauf, strahlte und war die glücklichste Frau der Welt. Meinen Vater sah ich nie so genussvoll in ein Brot hineinbeißen. Er aß es mit Messer und Gabel, und seine Butterbrote waren mit Wurst, Gürkchen und Tomätchen belegt – oder mit Käse und Marmelade obendrauf. Alles schön in mundgerechte Stücke geschnitten und aufgegabelt.

Überhaupt liebte mein Vater es, Dinge zu zelebrieren. 1979 zogen wir nach dem Auszug aus der Villa Hammerschmidt in ein

Haus in Köln; unser Esszimmer war riesig und sehr schön eingerichtet. Darin sollten nun alle Mahlzeiten eingenommen werden, selbstverständlich unter Benutzung des in einem Schrank aufbewahrten Silberbestecks. Mittags taten wir meinem Vater den Gefallen und aßen dort, doch abends, wenn er nicht da war, und das war häufig der Fall, verzogen wir uns lieber in die Küche, an die ein ganz kleiner Raum grenzte, eigentlich ein Personalzimmer mit einem Tisch und fünf Stühlen. Meine Mutter konnte sich keinen schöneren Essplatz vorstellen. Alles konnte man ohne großes Drumherum auf den Tisch stellen, das feine Besteck ließ sie links liegen, stattdessen benutzte sie das, was wir als das «ganz normale» bezeichneten.

Das war nichts für meinen Vater. Bei ihm durfte nicht einmal ein Nutella-Glas auf dem Tisch stehen – stattdessen musste das Nutella im Vorfeld in ein kleines Silberschälchen umgefüllt werden, bevor es sich im Esszimmer sehen lassen durfte. Nutella aus einem Silberschälchen! Ich mochte und konnte das nicht essen. Im Glas hatte die Schokocreme noch etwas Sinnliches, aber im Schälchen sah das Ganze aus wie ein Häufchen Otterkacke auf Silber. Meine Mutter dagegen packte die Wurst auf den Tisch, so wie sie sie aus dem Kühlschrank geholt hatte. Uns allen schmeckte es so besser, allein meinem Vater war das ein Dorn im Auge; er meinte, seine Kinder müssten zivilisiert und kultiviert speisen. Wir mochten es aber lieber zünftig.

Mildred war so wie wir; sie mochte diesen ganzen «Schnickschnack» überhaupt nicht. Dementsprechend überschaubar war auch ihr Repertoire als Köchin: Spiegeleier und Spaghetti. An Heiligabend zauberte sie für uns jedoch ganz ohne Hilfe jedes Jahr den weltbesten Rehrücken mit Rotkohl und Klößen. Das Geheimnis dieser butterzarten Köstlichkeit bestand darin, dass

sie das Fleisch vorher vierundzwanzig Stunden in Sahne einge-
legt und in den Kühlschrank gestellt hatte. Am Heiligabend belegte sie den durchgezogenen Rücken dann nur noch mit Speck-
streifen, bevor sie ihn in den Backofen schob.

Weihnachten 1984 versuchte meine Mutter, die zu diesem
Zeitpunkt schon schwer von der Krankheit gezeichnet war, mich
in die Geheimnisse dieses köstlichen Festmahls einzuweihen,
wohl wissend, dass es ihr letztes Weihnachten sein würde. Sie
zitierte mich in die Küche: «Cornelchen, pass jetzt genau auf,
am nächsten Heiligabend musst du den Rehrücken zubereiten.»
Ich gab mir wirklich alle Mühe, mir jeden Zubereitungsschritt
einzuprägen, doch leider landete Heiligabend 1985 ein hartes,
nicht essbares Klümpchen Fleisch auf dem edlen Silberteller.
Nur mein Vater würgte tapfer eine Scheibe herunter; meine Geschwister gingen enttäuscht und hungrig ins Bett. Von da an
wurde das Weihnachtsessen von einem Restaurant geliefert.

Toni erzählt mir an diesem Nachmittag auch von ihrem Küchen-
erlebnis in der Villa Hammerschmidt. Sie war von Mildred nach
Bonn eingeladen worden, Walter Scheel war an diesem Abend
nicht da, und meine Mutter zeigte ihrer Freundin das gesamte
Bonner Weiße Haus, also auch die Küche. «Es war wirklich eine
entzückende Küche, und während ich mich so umsah, entdeckte
ich oben an der Decke etwas, was ich für ein modernes Kunst-
werk hielt. Obwohl ich ansonsten mit moderner Kunst nichts
anfangen kann, gefiel mir dieses ‹Werk› wahnsinnig gut. Da hingen so Stäbe herunter, mal kurz, mal lang, alle in verschiedenen
Längen. Und ich fragte deine Mutter: ‹Na, wo hast du das denn
her? Hast du das selber gekauft oder hat dir das Kunstobjekt
jemand geschenkt?›

Sie hat erst gar nicht verstanden, was ich meinte, bis sie ebenfalls zur Decke schaute und schließlich trocken sagte: ‹Wieso? Das sind Spaghetti.› Nun war ich verwundert und fragte nach: ‹Wie, das sind Spaghetti?› Sie erklärte mir: ‹Weißt du, das ist unsere Spaghettiküche. Wir kochen hier eigentlich nichts anderes als Spaghetti.› Das konnte ich nachvollziehen, aber wieso hingen die Dinger dort an der Decke? Auch dafür hatte Mildred eine Erklärung: ‹Um zu wissen, wann die Spaghetti fertig sind, kann man auf der Verpackung nachlesen, wie lange die kochen sollen, oder man probiert zwischendurch. Ich finde aber, das ist alles Quatsch. Auf den Punkt perfekt sind die Spaghetti, wenn man eine Nudel nimmt, sie an die Decke schleudert und sie hängen bleibt.›»

Plötzlich bemerken Toni und ich, dass die Sonne längst untergegangen und es auch empfindlich kühl geworden ist. Die Zeit ist wie im Flug vergangen, und wir verabschieden uns mindestens genauso herzlich und innig, wie wir uns Stunden zuvor begrüßt haben. Ich verspreche Toni, dass die Zeit bis zu unserem nächsten Wiedersehen nicht so lange sein wird, und mache mich dankbar und bewegt wieder auf den Weg zum Hotel. Im Nachhinein freue ich mich für meine Mutter, dass sie so lange mit einer so großartigen Frau befreundet war.

FÜNFZIG JAHRE UND EIN BISSCHEN WAISE

Am nächsten Tag führt mich meine Reise in das idyllische Bad Tölz, wo ich mich am späten Nachmittag mit meinem Patenonkel in seinem wunderschönen Haus verabredet habe. Meine Mutter und ich hatten ihn dort oft besucht, Onkel Wolfgangs Tochter Andrea war in meinem Alter und eine Freundin von mir.

Nach einer herzlichen Begrüßung und einem deftig-bayrischen Abendessen sitzen wir in der guten Stube, und ich lausche den Erinnerungen meines Onkels. Ganz nebenbei fällt der Satz: «Sie hat dich anfangs für zwei Jahre in ein Waisenhaus gegeben, weil sie es sonst nicht geschafft hätte.»

Ich starre meinen Onkel an. Was hat er da gerade gesagt? Zwei Jahre?

«Du meinst zwei Wochen», erwidere ich so unaufgeregt wie möglich.

«Nein, zwei Jahre. Ich bin mir da ganz sicher. Als dein Patenonkel weiß ich das.» Ich war sein Mündel, er mein Vormund, denn da ich keinen Vater hatte, war es notwendig gewesen, eine Fürsorgeperson anzugeben, sollte meiner Mutter etwas passieren. Eine große Verantwortung, aber er hatte nicht gezögert: «Ich habe dich angeschaut, da musste ich gar nicht nachdenken. Ich habe sofort dein Vormund sein wollen.»

Täuscht sich mein Patenonkel? Seine Bemerkung raubt mir

den Atem. Ich war davon ausgegangen, dass ich immer nur kurz in einem Heim gewesen war, wenn meine Großmutter mich nicht zu sich nehmen konnte. Doch nun erfahre ich ganz beiläufig, dass ich die ersten beiden und enorm wichtigen Lebensjahre getrennt von meiner Mutter im Waisenhaus verbracht habe. Mein Herz beginnt zu rasen, ich kann keinen klaren Gedanken mehr fassen. Irgendwann höre ich mich fragen: «Weißt du denn noch, wo mich meine Mutter hingebracht hat?»

Mein Patenonkel schüttelt den Kopf. Er versucht, sich zu erinnern, nennt einige Namen, darunter auch Taufkirchen.

Gräbst du in der Vergangenheit deiner Mutter, die auch deine eigene ist, können Dinge zutage kommen, die du eigentlich gar nicht wissen willst. Und zu diesen Dingen gehört, dass ich bei der Suche nach meiner Mutter Mildred Scheel mit der Tatsache konfrontiert werde, dass ich die beiden ersten Jahre meines Lebens in einem Waisenhaus verbracht habe.

Anscheinend war es für sie als alleinerziehende, praktizierende Ärztin unmöglich gewesen, sich ununterbrochen um mich zu kümmern. Ich wusste: Immer wenn es zur Großmutter nach Amberg ging, würde ich meine Mutter lange Zeit nicht sehen. Und jedes Mal war die Autofahrt mit Dramen verbunden. Obwohl ich die coolste Oma der Welt hatte, weinte ich ununterbrochen, bis wir dort ankamen. Meine Mutter erklärte mir zwar, dass sie eine Vertretung in der Schweiz habe annehmen müssen und dass es keine andere Möglichkeit gäbe, aber ich fühlte mich, als wäre ich eine Last für sie, die irgendwo geparkt werden müsse. Jedoch gab es nun mal keine Alternative, ich konnte so viel weinen, wie ich wollte: Unaufhaltsam rollte ihr kleiner grauer VW Käfer von München in die Oberpfalz.

Mit vierzehn Jahren blätterte ich einmal aufmerksam mein Fotoalbum durch und blieb gleich vorne bei den Säuglingsbildern hängen. Schon oft hatte ich sie angesehen, aber dieses Mal fiel mir etwas auf, was ich bislang nicht beachtet hatte. Viele unterschiedliche Frauen posierten mit mir im Arm, unter anderem auch einige Nonnen.

«Sag mal, Mama, wer sind eigentlich diese Frauen?»

«Freundinnen von mir. Gute Bekannte», antwortete sie.

«Auch die Nonnen?»

«Gut, das waren keine Freundinnen. Ich habe dich, ehrlich gesagt, einmal zu Nonnen in ein Heim gegeben. Ich habe keine andere Möglichkeit gesehen.» Bevor ich weiter nachfragen konnte, erklärte sie: «Das ging aber schief. Du hast dort die Nahrung verweigert, hast überhaupt nichts gegessen. Eine Ordensschwester rief mich dann an und sagte: ‹Holen Sie Ihre Tochter wieder ab, sie kann nicht bei uns bleiben.›»

«Also war ich nicht lange dort?»

«Nein. Du hast nur geweint und keinen Bissen gegessen. Da habe ich dich schnell wieder zu mir genommen.»

Damit hatte sich das Thema für mich erledigt.

Seltsam: Hätte ich nicht nachgefragt, hätte sie das mit den Nonnen und dem Heim wohl nie erwähnt. Letztlich war ich in diesem Moment aber nur dankbar, dass sie mich nicht ganz abgegeben hatte. Sie hätte mich auch zur Adoption freigeben können. Viele Frauen, die damals in einer vergleichbaren Situation waren, hatten sich für diesen Schritt entschieden – oder eine Abtreibung vornehmen lassen. Als Ärztin hätte sie bestimmt gewusst, an wen sie sich hätte wenden können. Hatte sie je mit dem Gedanken gespielt? Ich weiß es nicht, und will es auch nicht wissen. Hätte ich sie gefragt, hätte sie wahrscheinlich ganz empört geantwortet: «Nein, nie im Leben! Bist du wahnsinnig? Ich ahnte doch, was für ein toller Mensch in mir heranwächst!»

Von ihrem Gehalt konnte sie sich kein Kindermädchen leisten, und sie musste als Assistenzärztin in ihren Ferien immer wieder Vertretungen machen, in Deutschland, aber auch in der Schweiz. Dann wurde ich bei Oma abgeliefert – oder eben in diesem Heim. Nun hatte sie mit mir darüber gesprochen, das rechnete ich ihr hoch an. Ich war aber zu verunsichert gewesen, sie zu fragen, ob das Waisenhaus in München war oder außerhalb, wie der Name dieser Einrichtung lautete oder welchem Orden die Nonnen angehörten. Ich nahm nur an, dass das Heim nicht allzu weit von der Bayernhauptstadt entfernt gelegen war, damit mich meine Mutter jederzeit sehen konnte.

Meine Wissbegierde hielt sich in Grenzen, und das hatte auch einen Grund. Ich hatte ein schlechtes Gewissen gegenüber meiner Mutter und dachte häufig: Mein Gott, was hat sie alles wegen mir durchmachen und organisieren müssen. Ich erinnere mich an viele Situationen, in denen meine Mutter Freundinnen und Bekannten von der unglaublich anstrengenden Zeit in München erzählte.

Es begann wohl schon mit meiner Geburt. Meine Mutter lag bereits über vierundzwanzig Stunden mit heftigen Wehen im Kreißsaal, und doch machte ich nicht die leisesten Anstalten, mich von der Stelle zu bewegen. Plötzlich wurden die umstehenden Ärzte und die Hebamme hektisch, weil mein Herzschlag auf dem Monitor immer schwächer wurde. Der leitende Oberarzt rief meiner Mutter zu: «Frau Kollegin, ich muss zur Saugglocke greifen!» Meine Mutter wehrte sich mit letzter Kraft dagegen: «Wenn es so dramatisch um mein Kind steht, dann schneiden

Sie mich lieber auf.» Es folgte die sofortige Einleitung der Vollnarkose, und ich wurde per Kaiserschnitt geholt.

Nach der Operation ging es meiner Mutter von Tag zu Tag schlechter, und sie erlitt eine schwere Lungenembolie. Ihr Zustand war so dramatisch, dass das Krankenhaus beschloss, mich nottaufen zu lassen, damit das potenzielle Waisenkind wenigstens den von ihrer sterbenden Mutter ausgewählten Namen erhielt.

Meine Mutter lag, bevor sie auf die Intensivstation kam, mit einer stämmigen Bayerin zusammen auf dem Zimmer, die mal eben im Vorbeigehen ihr siebtes Kind bekommen hatte. Sie schwärmte immerzu von ihrer ältesten Tochter Cornelia, ihrem ganzen Stolz. Auf die Frage: «Wie soll Ihre kleine Tochter denn heißen?» antwortete meine Mutter mit schwacher Stimme: «Cornelia» und fügte noch die Namen ihrer besten Freundinnen Barbara und Eleonore hinzu. Wahrscheinlich dachte sie: Maria ist auch keine schlechte Idee, und so wurde ich in Abwesenheit meiner Mutter auf den Namen Cornelia Maria Barbara Eleonore getauft.

Noch heute bin ich dankbar, dass die Zimmergenossin ihre Erstgeborene nicht Hortensie genannt hat.

Meine Mutter erholte sich, wenn auch nur sehr langsam, von den Strapazen meiner Geburt, und wir konnten das Krankenhaus gemeinsam erst rund einen Monat später am 23. April 1963 verlassen.

Dieser schwierige Auftakt unserer innigen Mutter-Tochter-Beziehung hat mich immer massiv belastet, war ich doch der Grund für all die anstrengenden gesundheitlichen Komplikationen, die meine Mutter in dieser Zeit bewältigen musste. Es mag für viele schwer nachzuvollziehen sein, aber dieses Gefühl be-

53

gleitet mich bis zum heutigen Tag. Und diese Schuldgefühle hinderten mich daran, ihr gegenüber das Thema Heim noch einmal zu erwähnen und auch weitere Fragen zu meinen ersten Lebensjahren zu stellen.

Am nächsten Tag, auf der Rückfahrt nach Köln, schwirren die Gedanken ohne Pause durch meinen Kopf. Ich verstehe mich selbst plötzlich besser. Mein schon früh empfundenes Gefühl, verloren zu sein. Mein großer Wunsch, möglichst jede Minute in der Nähe meiner Mutter zu sein. Die Tränen, die ich auf jeder Fahrt nach Amberg zur Großmutter auf dem Rücksitz vergossen hatte – auch sie kann ich jetzt anders einordnen.

VATER WERDEN IST NICHT SCHWER ...

Von wem kann ich noch Genaueres über diese Zeit erfahren? Meine Oma ist tot, meine Tante Lilian ist ebenfalls verstorben. Und plötzlich schießt mir ein Name durch den Kopf. Frau Kerp! Annemarie Kerp. Die engste Mitarbeiterin meiner Mutter bei der Deutschen Krebshilfe. Das Letzte, was ich von ihr gehört habe, war, dass sie vor Jahren nach Österreich gezogen ist.

Annemarie Kerp und meine Mutter hatten ein sehr inniges Verhältnis. Oft ließen sie den Arbeitstag bei einem Glas Wein ausklingen, da werden sie sicher nicht nur über Belange der Deutschen Krebshilfe gesprochen haben. Ich erinnere mich an die Geschichte, wie sie bei meiner Mutter vorstellig wurde.

Annemarie Kerp hatte im Bund Neudeutschland, einer katholischen Jugendorganisation, die nach dem Ersten Weltkrieg gegründet worden war, Zeltlager organisiert. Irgendwann kam jemand auf sie zu und fragte: «Oma, was machst du denn hier?», und ihr wurde klar, dass sie nicht länger bei dieser Jugendorganisation bleiben konnte. Daraufhin studierte sie jedes Wochenende die Stellenanzeigen in den Zeitungen und entdeckte eines Tages, dass die Deutsche Krebshilfe eine Vorstandsassistentin suchte. Sie bewarb sich – und erhielt einen Vorstellungstermin beim Geschäftsführer, der ihr gleich sagte: «Ich will mit offenen Karten spielen: Ihre Stelle wäre die der persönlichen Sekretärin von Frau Dr. Mildred Scheel. Bevor wir eine Entscheidung treffen können, müssen Sie sich in der Villa Hammerschmidt vorstellen. Wir können nicht über den Kopf von Frau Dr. Scheel hinweg bestimmen.»

Annemarie Kerp schluckte. Sie mochte Mildred Scheel nicht, diese Frau war ihr unsympathisch. Sie kannte sie zwar nur aus dem Fernsehen, aber die burschikose Art hatte ihr nie gefallen. Die tiefe Stimme, der forsche Gang. Da war ja gar nichts Liebliches an der Person! Dennoch dachte sie sich: Die Villa Hammerschmidt habe ich noch nie von innen gesehen. Die Chance lässt du dir nicht entgehen! Absagen kannst du immer noch.

Es folgte tatsächlich ein Termin bei meiner Mutter im Weißen Haus von Bonn. Annemarie Kerp war die erste von insgesamt drei Kandidatinnen an diesem heißen Sommertag 1979, die meine Mutter eingeladen hatte. Am großen Eingangstor musste sie sich von den Sicherheitsbeamten ihre Tasche durchsuchen lassen. «Ich habe keine Waffe dabei», sagte sie, aber die Beamten zeigten sich ungerührt: «Das hilft nichts, Sie müssen den Inhalt Ihrer Tasche zeigen.» Das kenne ich nur zu gut, jahrelang haben strenge Sicherheitsmaßnahmen mein Leben begleitet.

Anschließend führte eine Frau sie in ein Zimmer vor dem Durchgang zum Palmenhaus, in dem zwei weiße Sofas standen: «Sie müssen einen Augenblick warten, Frau Dr. Scheel ist noch nicht da.» Also wartete Annemarie Kerp auf die Person, die ihr unsympathisch war. Sie wartete eine geschlagene Stunde. Endlich kam meine Mutter herein, sagte «Guten Tag», ließ sich auf eine Couch fallen und taxierte ihre potenzielle Mitarbeiterin von oben bis unten. Der gefiel das gar nicht. Doch noch während sie nach der passenden Formulierung suchte und gerade tief Luft holen wollte, um ihr Missfallen über dieses Benehmen zum Ausdruck zu bringen, entschuldigte sich meine Mutter in aller

Form. Sie sei gerade von einer Dienstreise mit ihrem Mann zurückgekehrt, völlig durchgeschwitzt, gern hätte sie noch vorher geduscht, aber dann hätte es noch länger gedauert, und das habe sie nicht gewollt. Annemarie Kerp war beeindruckt davon, dass eine solche Persönlichkeit sich so warmherzig entschuldigte.

Danach unterhielten sie sich. Meine Mutter fragte, warum sie trotz ihres Sohnes denn nie aufgehört habe zu arbeiten, irgendwann müsse sie ihn doch mal bekommen haben. Daraufhin erzählte Annemarie Kerp von der Adoption von Andreas, der zu diesem Zeitpunkt sieben Monate alt war. Meine Mutter stellte weitere Fragen, das Gespräch zwischen den beiden Frauen wurde immer angeregter. Schließlich trat der Geschäftsführer ins Zimmer: «Gnädige Frau, wir haben noch zwei andere Damen eingeladen, eine wartet schon draußen.»

Meine Mutter erwiderte daraufhin: «Interessiert mich nicht, ich nehme Frau Kerp. Schicken Sie die anderen nach Hause.»

So war sie, das erfuhr nun auch Annemarie Kerp, und es gefiel ihr. Inzwischen hatte sich ihr negatives Vorurteil in einen positiven Eindruck gewandelt. Während der Unterhaltung war der Funke übergesprungen. Sie hatte das Gefühl: Wir sind auf einer Wellenlänge, das könnte gut funktionieren.

Am 1. September 1979 begann an einem Montagmorgen um acht ihr erster Arbeitstag. Im Laufe des Tages stellte meine Mutter die Frage: «Wer macht heute Spätdienst?» Sie selbst begann den Tag ja nicht vor elf. Ihr Blick blieb an Frau Kerp hängen, der Neuen. Als diese bemerkte: «Bei mir ist es heute schlecht, ich muss noch für meine Familie einkaufen», kommentierte meine Mutter das mit den knappen Worten: «Ihre Familie interessiert mich nicht. Wir haben hier viel zu arbeiten.» So ein

Spruch gleich am ersten Tag. Das musste erst einmal verdaut werden. Allerdings blieb es glücklicherweise bei dieser einen etwas ruppigen Bemerkung; denn eigentlich interessierte sich meine Mutter sehr für die Sorgen und Nöte ihrer engsten Mitarbeiterin und bemühte sich später persönlich darum, dass dem schwer erkrankten Ehemann von Annemarie Kerp durch beste medizinische Versorgung das Leben gerettet wurde.

Je länger ich über all das nachdachte, umso klarer wurde mir: Ich muss sie besuchen.

Auf der Fahrt nach Österreich versuche ich mir vorzustellen, wie es sich wohl anfühlen wird, wenn auch die ehemalige Sekretärin meiner Mutter meinen langen Heimaufenthalt bestätigt. Inzwischen habe ich mich langsam an die Tatsache gewöhnt, zwei Jahre im Heim gelebt zu haben. In gewisser Weise bin ich sogar stolz auf meine Mutter, denn sie hat als junge Ärztin den schweren Kampf um unsere Existenz allein und ohne irgendeine finanzielle Unterstützung bewältigt. Mein Erzeuger, der definitiv ein Kindermädchen aus der Portokasse hätte finanzieren können, bot ihr von sich aus keinerlei Hilfe an. Er lebte damals in Berlin in einer Villa mit Seeblick, aber meine Mutter war eine starke Frau und fragte nicht nach seiner Unterstützung. Und durch ihren Kampf, der mit sehr viel Arbeit verbunden war, spürte ich deutlich, dass es dabei um uns ging. Sie tat das alles für sich und ihre Tochter, und so entstand das enge Band zwischen uns.

Meinen leiblichen Vater bekam ich zum ersten Mal auf dem Münchner Flughafen zu Gesicht. Ich war ungefähr drei Jahre alt, und meine Mutter drückte mich ihm einfach in die Arme. Vorher hatte sie mir erklärt, wen wir treffen würden, und da sie meinen Vater immer nur Robert nannte, tat ich das ebenfalls.

Das Erste, was ich voller Inbrunst zu ihm sagte, war der Satz: «Robert, du stinkst.» Und in Nullkommanix fand ich mich in den vertrauten Armen meiner Mutter wieder.

Später habe ich viel darüber nachgedacht, warum ich das gesagt hatte – und erkläre es mir so: Bislang war ich nur durch Frauen sozialisiert worden, meine Mutter, meine Oma, meine Tante. Und nicht zu vergessen, durch die ein oder andere Nonne. Und nun duftete dieser Robert wohl nach einem Rasierwasser, was mir völlig fremd war. So ein herber Duft war meiner Nase bislang noch nicht begegnet – meine Mutter und die anderen Frauen pflegten kein Rasierwasser aufzutragen.

Tatsächlich blieb es bei dieser einzigen Begegnung mit meinem Vater Robert A. Stemmle. Er war ein erfolgreicher Drehbuchautor, Produzent und Regisseur, gründete 1929 mit dem Kabarettisten Werner Fink und anderen die «Katakombe», ein politisch-literarisches Kabarett in Berlin. Am 10. Mai 1935 wurde die Katakombe auf Betreiben Joseph Goebbels' von der Gestapo geschlossen. Parallel arbeitete Stemmle bereits als Hauptdramaturg bei Tobis-Film. Im Jahr 1934 inszenierte er seinen ersten eigenen Film – die Verfilmung des Romans «Die Feuerzangenbowle» unter dem Titel «So ein Flegel» mit Heinz Rühmann.

Meine Mutter hatte mir begeistert von diesem Film erzählt, als ich noch ein Kind war, und als ich ihn mit sechs oder sieben Jahren ansehen durfte, sah ich – in Ermangelung einer konkreten Vorstellung der Person Robert Stemmle – im wunderbaren Heinz Rühmann eine Art Vaterfigur. «Wenn der Vater mit dem Sohne» erklärte ich anschließend für lange Zeit zu meinem Lieblingsfilm. Diesen Vater, den Rühmann so brillant darstellte, hatte ich mir heimlich immer gewünscht.

1977 wurde Heinz Rühmann gemeinsam mit seiner damaligen Frau Hertha Droemer in die Villa Hammerschmidt geladen. Der Bundespräsident überreichte ihm am Vormittag das «Große Verdienstkreuz des Verdienstordens der Bundesrepublik Deutschland mit Stern und Schulterband». Ich vermute, dass meine Mutter im Anschluss an die Verleihung bei dem obligatorischen Sektempfang mit ihm und seiner Frau über seinen zu diesem Zeitpunkt schon verstorbenen Freund Robert Stemmle und auch über meine Existenz sprach.

Ich war zu diesem Zeitpunkt vierzehn Jahre alt und kam nichtsahnend mittags aus der Schule. Als ich die ganzen sich an Champagnergläsern festhaltenden Menschen im Foyer erspähte, nahm ich Anlauf, um wie immer schnell nach oben zu flüchten. Auf der Hälfte der Treppe kam mir meine Mutter strahlend entgegen. «Cornelchen, da möchte dir jemand guten Tag sagen.» Sie deutete Richtung Treppenanfang, ich drehte mich langsam um. Da stand er, der von mir so verehrte und in gewisser Weise auch geliebte Heinz Rühmann. Ich bekam weiche Knie und ging die Treppe ganz langsam wieder hinunter. Unten angelangt, lächelte Rühmann mich an, nahm meine Hand und sagte: «Cornelia, es ist mir eine große Ehre, Sie kennenzulernen.» Er hielt meine Hand ganz fest, und ich stammelte verlegen, dass es doch für mich eine große Ehre sei, ihm begegnen zu dürfen. Plötzlich sah ich Tränen in seinen Augen, und ich hörte seine Frau sagen: «Unglaublich, wie sehr sie dem Robert gleicht.» Mir wurde klar, warum Heinz Rühmann von dieser Begegnung so bewegt war, und auch mir schossen Tränen in die Augen. Noch heute habe ich diese Szene glasklar vor Augen, und ich bin meiner Mutter so dankbar, dass sie dieses besondere Treffen arrangiert hat.

Mein leiblicher Vater muss ein besonderer Mensch gewesen sein. In der Vergangenheit hatte ich ein paarmal die Gelegenheit, mit Menschen zu sprechen, die ihn kannten oder mit ihm gearbeitet haben. Margot Hielscher beschrieb ihn als freundlichen und unglaublich höflichen Menschen. Sie wurde nicht müde zu erzählen, dass er jeden Morgen, wenn er das Set betrat, alle Mitarbeiter freundlich und mit Namen begrüßte. Vor jeder Frau, egal ob Hauptdarstellerin oder Putzfrau, zog er seinen Hut.

Er war ein Profi durch und durch. Ging es um die Realisation eines Films unter seiner Regie, hatte er genaue Vorstellungen und schon konkrete Bilder in seinem Kopf, die er umsetzte, kostete es, was es wollte. 1948 führte er Regie bei der Filmsatire «Berliner Ballade», dem Debüt des damals noch spindeldürren Gert Fröbe, der einen Kriegsheimkehrer spielte. Aus Berichten von Mitarbeitern weiß ich, dass diese Dreharbeiten für Gert Fröbe unglaublich entbehrungsreich verliefen. Wegen seines ausgezehrten Erscheinungsbilds war Fröbe auch optisch die Idealbesetzung für einen Kriegsheimkehrer. Stemmle bestand, sein Butterbrot kauend, darauf, dass sein «Otto Normalverbraucher» während der Dreharbeiten kein Gramm zunahm. Gert Fröbe, entzückt über das üppige Buffet am Set, erhielt die strenge Anweisung meines Vaters, peinlichst genau auf seine Figur zu achten. Während die anderen Crewmitglieder also in der Mittagspause schmatzend Berliner Buletten mit Kartoffelsalat verspeisten, knabberte Fröbe freudlos an dem ihm zugeteilten schrumpeligen Äpfelchen.

Bei einem anderen Film, ebenfalls ein großer Erfolg, zeigte Stemmle gegenüber der kleinen Hauptdarstellerin seine liebevolle Seite. Der Film, der 1952 in die Kinos kam, hieß «Toxi»; ein Melodram über ein gleichnamiges fünfjähriges Besatzerkind. Ihr farbiger Daddy kehrte wieder in die Vereinigten Staaten zurück, während sie mit ihrer deutschen Mutter zurückblieb. In diesem Film beschrieb Stemmle erstmals die Situation der von farbigen Besatzungssoldaten mit deutschen Frauen gezeugten «Mischlingskinder».

Der Spiegel brachte im selben Jahr, in dem Toxi die Zuschauerherzen eroberte, eine Titelgeschichte über meinen Erzeuger mit der Überschrift «Die Leute rühren». Darin wurde unter anderem erwähnt, wie gut er mit Kindern umgehen könne, was auch die fünfeinhalbjährige Elfie Fiegert bestätigte, die die Rolle der Toxi spielte. Schade, dass ich nie in den Genuss seiner Liebenswürdigkeit kommen durfte.

Bei Dreharbeiten für eine TV-Produktion 1974 erlitt Stemmle im Alter von siebzig Jahren einen Herzanfall, und kurze Zeit später hörte sein Herz auf zu schlagen. Nach der Begegnung mit ihm auf dem Münchner Flughafen war die ausgeschnittene Todesanzeige das Nächste, was ich von ihm mitbekam. Meine Mutter gab mir die Anzeige mit den Worten «Dein Vater ist tot» und schien selbst von dieser Nachricht sehr mitgenommen zu sein.

Am Abend saßen wir zusammen, und sie zeigte mir Fotos meines Vaters. Ehrlich gesagt, gefielen sie mir nicht wirklich. Es war nicht zu leugnen – ich sah meinem Vater viel ähnlicher als meiner Mutter, dabei hätte ich lieber wie sie ausgeschaut. Aber nein, die dicken Backen waren unverkennbar von ihm, und seine lange Nase hatte ich eins zu eins geerbt.

Mit vierzehn, in der Pubertät, sagte ich entschlossen: «Mama, ich möchte meine Nase operieren lassen.» Ich quengelte jeden Tag, und irgendwann hatte sie genug davon und meinte entnervt: «Verdammt noch mal, wenn dir das so wichtig ist, dann gehen wir jetzt zu einem Schönheitschirurgen und besprechen mit ihm, ob man da etwas korrigieren kann.» Bingo, endlich hatte ich meinen Willen durchgesetzt!

Der Arzt schaute meine Nase gründlich an, sie wurde ausführlich vermessen, und schließlich sagte er: «Oh ja, ich kann gut verstehen, dass man mit dieser Nase als Kind Probleme hat. Die Kosten für die Operation wird mit Sicherheit die Krankenkasse übernehmen.»

Aha, dachte ich, so dringend ist das also. Und von diesem Moment an wollte ich meine Nase behalten. Ich war empört über die Art und Weise, wie der Chirurg über sie gesprochen hatte, erhob mich von meinem Stuhl und flötete: «Danke, es war nett, Sie kennengelernt zu haben. Die Nase bleibt so, wie sie ist.» Der Arzt guckte verdutzt, aber meine Mutter strahlte übers ganze Gesicht: «Ha, das ist meine Tochter!» Das Thema Nase war ein für alle Mal vom Tisch. Meine «Ameisen-Sprungschanze», wie meine Klassenkameraden sie nannten, war mir von der Natur gegeben, und mit ihr wollte und will ich durchs Leben gehen.

Auch wenn ich meinen leiblichen Vater nicht mehr wiedergesehen habe, so wusste ich, dass meine Mutter und er noch lange nach meiner Geburt Kontakt miteinander hatten. Es gibt eine Menge Briefe, die das belegen.

Sie muss ihn als Erzeuger angegeben haben, denn als sie Walter Scheel kennen- und lieben lernte, kam es kurz vor der Heirat 1969 in München zu einem Treffen zwischen Scheel und Stemmle. Es ging um die Abtretung aller Rechte meines leiblichen Vaters, sodass Walter Scheel mich adoptieren konnte. Ich war damals gerade sechs Jahre alt, und es fühlte sich so an, als hätte «Robert» mich als weibliche Nebenrolle endgültig aus dem Drehbuch seines Lebens gestrichen. Das war schmerzhaft, obwohl ich im selben Moment wusste, dass er eine richtige Entscheidung getroffen hatte. Walter Scheel sollte mein Vater sein – und das ist er bis heute.

Durch die enge Bindung zu meiner Mutter hatte ich nie zugegeben, dass ich einen Vater vermisste. Fragte mich jemand im Kindergarten: «Hast du einen Papa?», erwiderte ich: «Habe ich nicht, brauche ich auch nicht.» Als Walter Scheel in unser Leben trat, freute ich mich jedoch jedes Mal riesig darauf, ihn zu sehen. Er war stets vergnügt und sah mit seiner hohen Stirn und den silbernen Locken drum herum lustig aus; ich fand den Gedanken wunderbar, dass wir drei eine Familie werden sollten.

Doch als er dann Außenminister wurde und immer häufiger von meiner Mutter begleitet werden musste, war ich empört. Hallo!? So hatten wir nicht gewettet! Da sich Staatsbesuch an Staatsbesuch reihte, bekam ich meine Eltern kaum noch zu Gesicht, und ein sehr liebes Kindermädchen musste meine Tränen trocknen.

Aber die Zeit vorher fand ich großartig; Walter und Mildred waren ein so schönes Paar, hatten viel Spaß miteinander, lachten viel, und ich konnte sehen, wie gut es meiner Mutter mit Walter ging. Und nichts wünschte ich mir mehr, als dass sie glücklich war. Und auch ich fühlte mich wohl in seiner Nähe; er las mir jeden Wunsch von den Augen ab, und ich fühlte mich hochwillkommen.

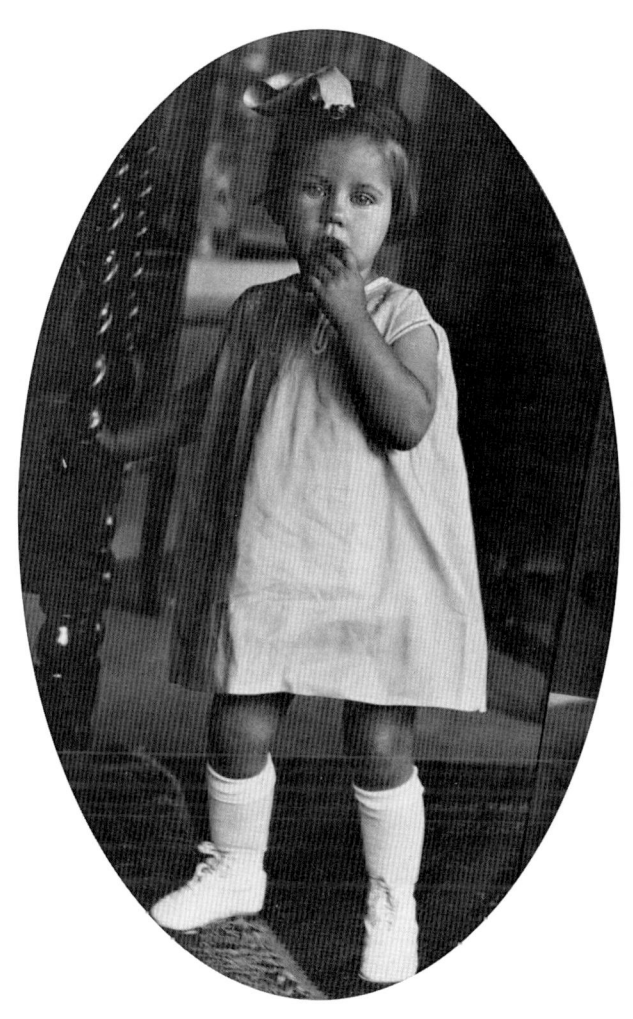

Die kleine Frau Doktor in spe

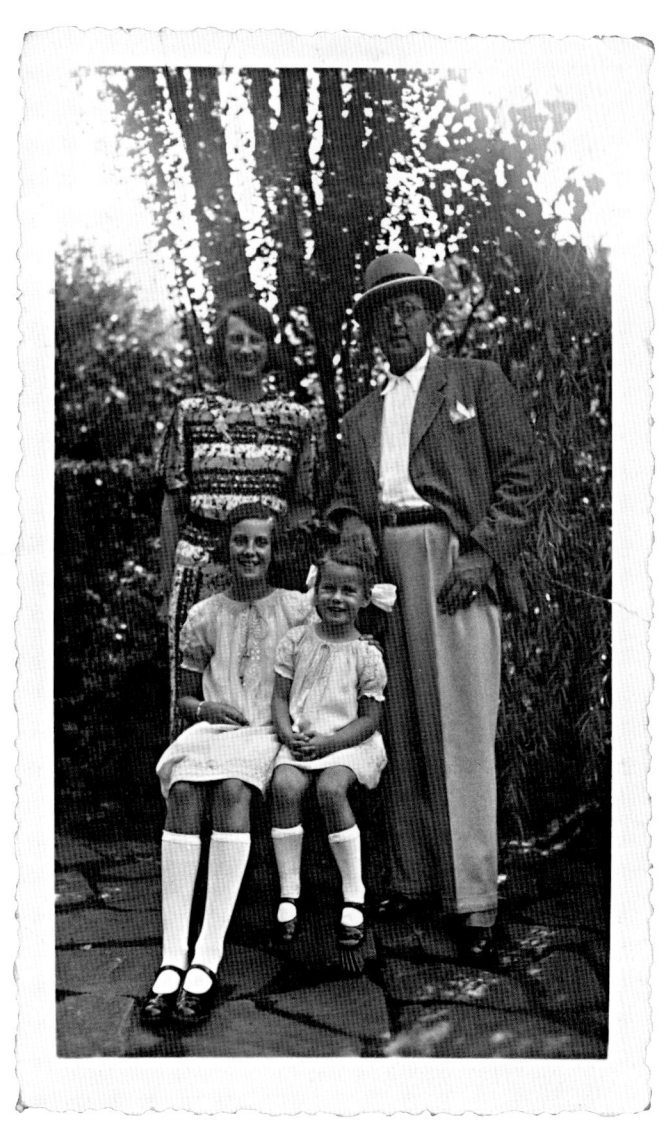

Mildred mit ihrer großen Schwester Lilian und
ihren stolzen Eltern Elsi und Hubert Wirtz

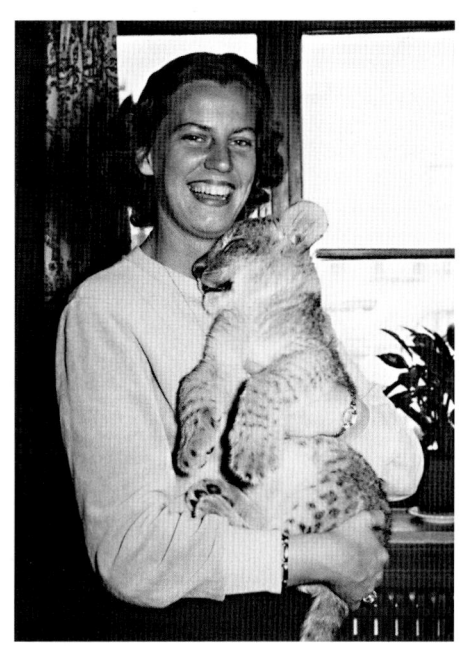

Keine Angst vor
großen Tieren

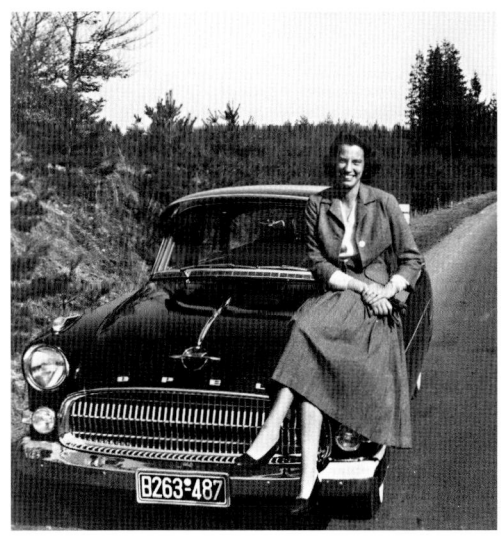

Zwei schnittige
Modelle

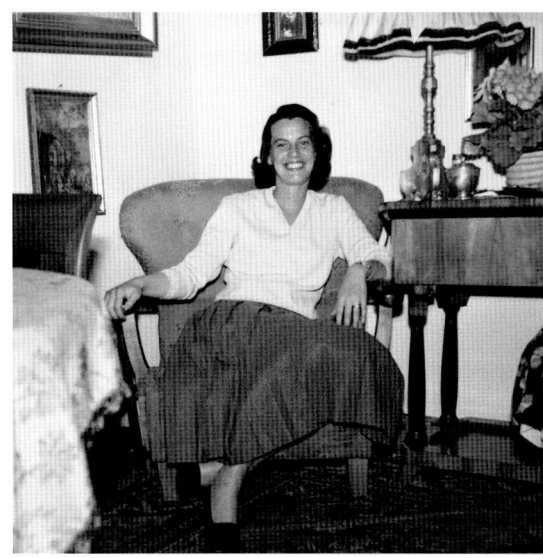

Entspannt
in Amberg

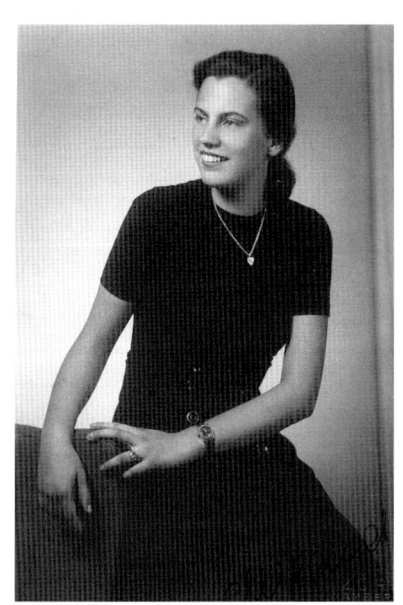

Die angehende
Studentin der
Medizin

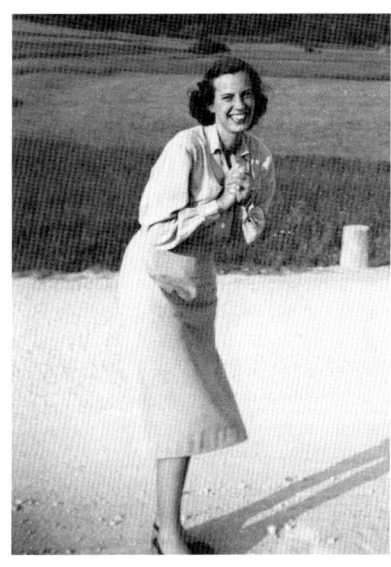

Gut gelaunt auf
dem Weg in die
Sommerfrische

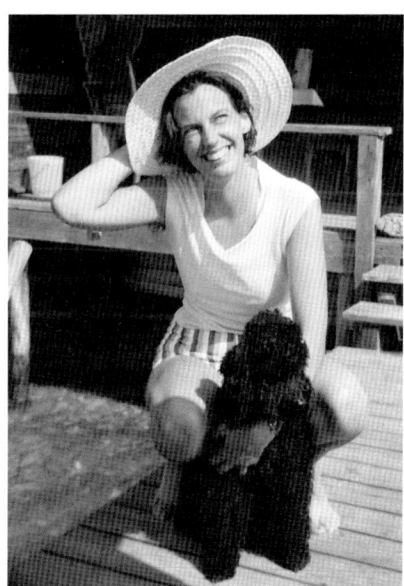

Nicht nur der Hund
fühlt sich pudelwohl

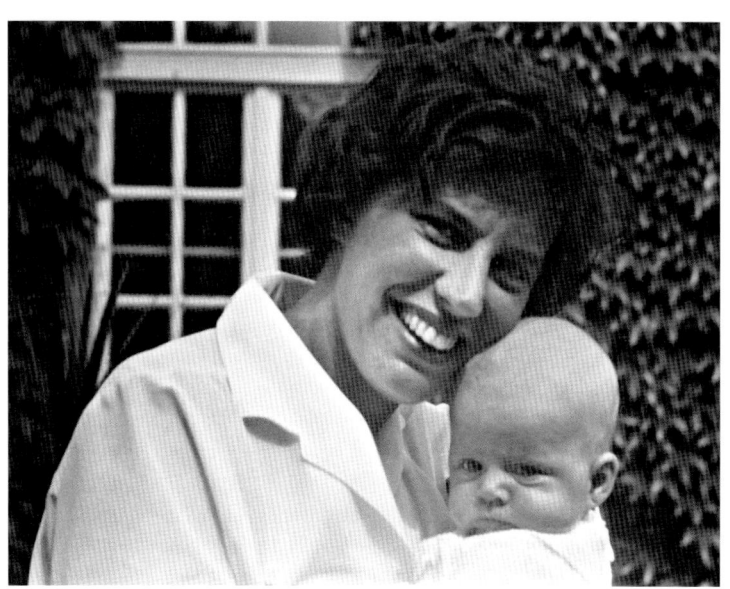

Die stolze Mama und ihr
«Mitbringsel» aus Berlin

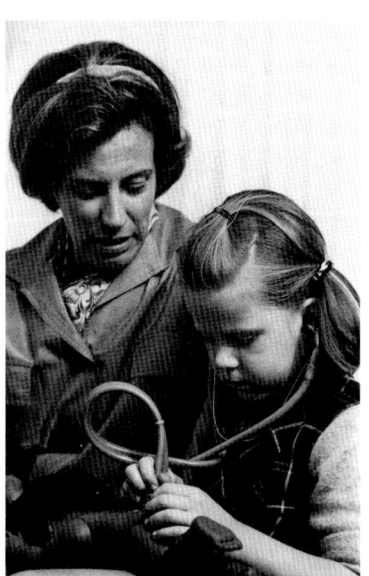

Kinder erben nix von
fremden Leuten

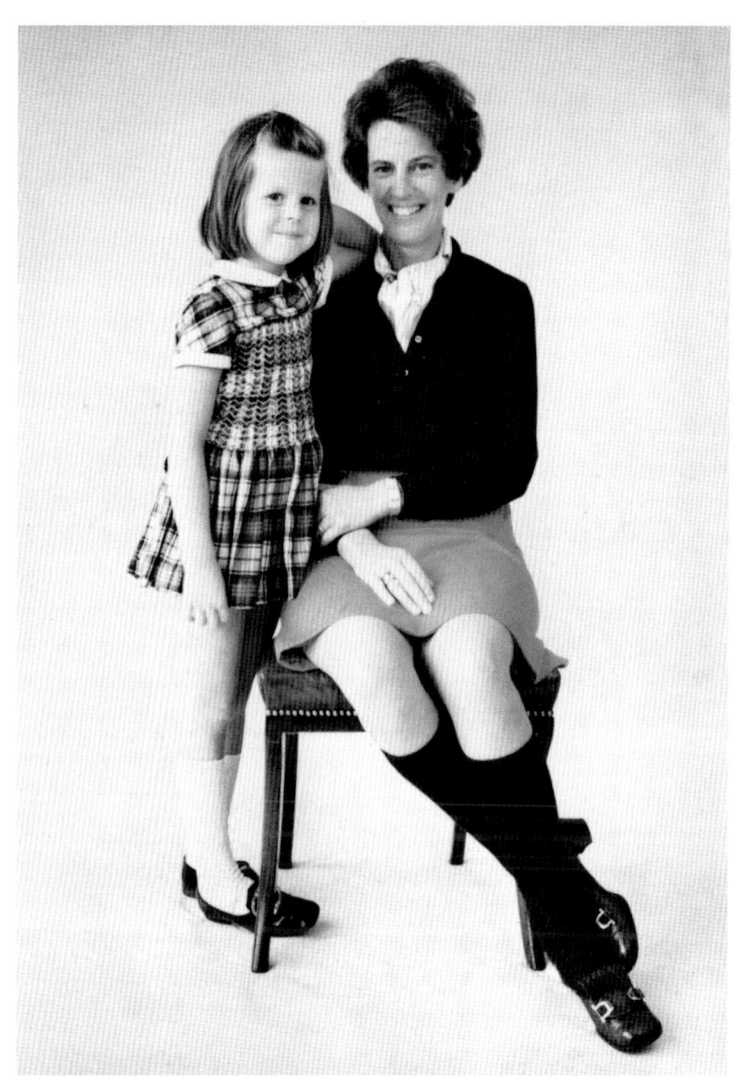

Erstes offizielles Pressefoto der Verlobten von
Walter Scheel mit ihrem Cornelchen

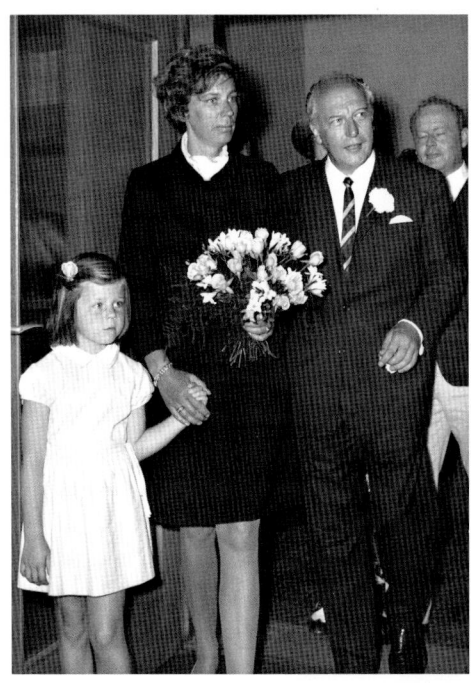

Standesamtliche
Hochzeit
am 18. Juli 1969

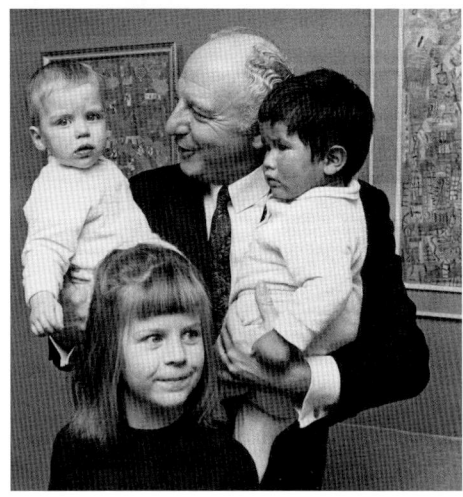

1972: Andrea, der
amtierende Außen-
minister, Martin und
vorne meine Wenigkeit

«DAS KIND IST SCHON GANZ GRÜN»

«Vorsicht Walter, Scheiße!»

Hörte ich diesen gellenden Aufschrei zur mitternächtlichen Stunde, war ich mit einem Schlag wach und um zwei Erkenntnisse reicher:

1. Meine Eltern waren wieder nach Hause gekommen und
2. Vroni, unsere unerzogene Dandie-Dinmont-Terrierhündin, hatte mal wieder auf den Teppich im Eingangsflur gekackt.

Das Erstaunlichste jedoch war, dass ich in diesen Momenten keinen Mucks von meinem Vater vernahm. Jeder, der ihn kannte, wusste, wie penibel er war. Eine mitternächtliche Überraschung dieser Art hätte eigentlich einen heftigen Zornesausbruch, gefolgt von einer Schimpftirade provozieren müssen. Er machte jedoch jedes Mal kommentarlos einen großen Bogen um das verrichtete Geschäft der Hundedame und begab sich still in sein Schlafzimmer, während meine Mutter sich um die Entfernung der Hinterlassenschaft kümmerte.

Rückblickend habe ich für sein ungewöhnliches Verhalten nur eine Erklärung: Er hatte resigniert, kapituliert und sämtliche Erziehungsangelegenheiten meiner Mutter übertragen. Dafür nahm er auch die deutlich sichtbaren und übelriechenden Früchte ihrer antiautoritären Hundeerziehung in Kauf.

Vroni war ein Geburtstagsgeschenk von Margot Hielscher zu Mamas Einundvierzigstem. Bis zum Jahr 1973 war die von meinem Vater perfekt erzogene und gehorsame Rauhaardackel-hündin Mücke unser einziges Haustier gewesen – aber nachdem mein Vater mit seinen Erziehungsvorstellungen bei uns Kindern auf taube Ohren und bei meiner Mutter auf starken Widerstand stieß, hielt er sich raus und überließ meiner Mutter das Feld der Erziehung von Kind und Vroni.

Walter Scheel gehört zu den diszipliniertesten Menschen, denen ich in meinem Leben begegnet bin. Nicht umsonst trägt eines seiner Bücher, das zu seinem fünfundsechzigsten Geburtstag erschien, den Titel «Heiterkeit und Härte».

Zu Klein-Connys großem Bedauern forderte er diese Form der Selbstdisziplin zunächst auch von mir. Es begann ganz harmlos mit strengen Benimmregeln bei Tisch, die meine Mutter noch gelassen hinnahm, übrigens ohne sich selbst daran zu halten. Als Tochter einer Amerikanerin hielt sie das Besteck stets andersherum, das Messer links und die Gabel rechts. Da ich es nicht anders kannte, hatte ich mir diese Haltung im Laufe meiner ersten fünf Lebensjahre von ihr abgeguckt. Was Walter bei meiner Mutter zähneknirschend hinnahm, wurde mir mit einer mir unbekannten Strenge ausgetrieben. Als er später jedoch von mir verlangte, einer fiebrigen Grippe mit Disziplin zu begegnen und sie zu ignorieren, kam es zu einer lautstarken Auseinandersetzung zwischen meinen Eltern, in der mein Vater zweiter Sieger wurde.

Im Sommer 1969 führte ein unvergessenes Schlüsselerlebnis dazu, dass mein Vater meine und später auch die Erziehung meiner jüngeren Geschwister voll und ganz in die Hände meiner Mutter gab. Wie jedes Jahr fanden die Salzburger Festspiele statt, es wurde unter anderem Fidelio gegeben. Da wir zu dieser Zeit Urlaub in unserem Haus in Hinterthal machten, damals noch zu dritt, nahmen meine Eltern diese grandiose Oper von Ludwig van Beethoven zum Anlass für einen kleinen Familienausflug nach Salzburg. Mir wurde eigens für diese Aufführung ein neues, sehr elegantes Dirndl verpasst, und auch meine Eltern wählten dem Dresscode entsprechend eine festliche Trachtenbekleidung für diesen besonderen Abend aus.

Piekfein und voller Vorfreude begannen wir die Reise in das gut hundert Kilometer entfernte Salzburg. Mein Vater saß am Steuer seines schnittigen silbernen Mercedes, neben ihm seine blendend aussehende Ehefrau, und ich nahm hinter meinem Vater auf dem Rücksitz Platz. Wir sangen fröhliche Wanderlieder, und da wir schon ein wenig spät dran waren, fuhren wir die kurvenreiche Strecke recht zügig. Irgendwann sangen meine Eltern nur noch im Duett; ich schwieg, weil ich mit einer aufkommenden Übelkeit zu kämpfen hatte. Zwischen zwei Liedern sagte ich ganz vorsichtig: «Mama, ich glaube, mir ist schlecht.» Meine Mutter drehte sich zu mir herum und bat ihren Mann, kurz anzuhalten. Der schüttelte jedoch energisch den Kopf: «Cornelia, bitte reiß dich zusammen, das ist alles nur eine Frage der Disziplin.»

Ich kämpfte tapfer weiter, und nach ein paar Minuten blickte meine Mutter erneut zu mir nach hinten. Und wieder forderte sie ihren Mann auf, sofort rechts ranzufahren: «Walter, bitte halte an. Das Kind ist schon ganz grün im Gesicht!»

Erneut war dieser nicht gewillt, seinen Fuß vom Gaspedal zu nehmen, um einen Parkplatz anzusteuern. Stattdessen hob er zu einem langen Monolog an und erzählte mir etwas von einem Punkt in der Ferne, den man fixieren sollte. Sein engagierter Vortrag wurde jedoch jäh durch einen warmen Schwall halb verdauten Gulaschs, begleitet von einer ordentlichen Portion

Spätzle, die ihren Weg aus meinem Magen direkt in den Nacken meines parlierenden Vaters fanden, gestoppt. Im Wagen hätte man anschließend eine Stecknadel fallen hören können. Es herrschte Totenstille. Kommentarlos wendete mein Vater bei der nächsten Möglichkeit, und die eben noch so fidele kleine Reisegruppe trat schweigend die Rückfahrt an. Bei Fidelio blieben an diesem Abend drei Plätze in der ersten Reihe frei.

Diese für ihn durchaus unangenehme Erfahrung bestätigte meinen Vater endgültig, sich zukünftig, um des lieben Friedens willen, in Erziehungsfragen nicht mehr dem Willen meiner Mutter zu widersetzen. Er konzentrierte sich ganz auf seine politischen Aufgaben, und tatsächlich sollten wir wenige Jahre später in die vornehme Villa Hammerschmidt einziehen. Die größte Sorge meiner Mutter war, Vroni bis dahin stubenrein zu bekommen; was ihr auch gelang – zumindest kurzfristig.

DIE KURZEN KOMMEN

An einem gemütlichen Abend im Dezember 1969, ich war sechs Jahre alt, nahm mich meine Mutter auf ihren Schoß und sagte: «Cornelchen, ich habe eine sehr schöne Nachricht für dich.» Ich jubelte: «Hurra! Bekomme ich zu Weihnachten doch das Pony?»

Meine Mutter lächelte und sagte kopfschüttelnd: «Nein, du bekommst etwas viel, viel Schöneres. Du bekommst ein Geschwisterchen.»

Intuitiv spürte ich, dass es jetzt keine gute Idee wäre, meine Enttäuschung zu zeigen, und so fiel ich ihr um den Hals und rief: «Das ist das zweitschönste Weihnachtsgeschenk, das ich mir vorstellen kann!»

Sie bemerkte wohl, dass ein wenig Aufklärungsbedarf bestand, und meinte, dass ich mich noch ein wenig gedulden müsse. «Ich erzähle dir jetzt mal in Ruhe, woher die kleinen Mädchen und Jungen kommen», begann sie ihren Vortrag über das Entstehen menschlichen Lebens. «Schätzchen, vergiss die Geschichte mit dem Storch. Mich hat nicht der Storch gebissen.» An der Stelle war ich raus. Wie, Storch? Von welchem Storch sprach sie denn gerade? Sie machte unbeirrt weiter: «Was ich dir damit nur sagen möchte – nicht der Storch bringt die kleinen Babys.»

Himmel, wovon sprach Mama da? Bis dahin hatte ich noch

nie etwas von diesem tierischen Kinderbringdienst gehört. Ein wenig irritiert hörte ich ihr weiter zu, und am Ende hatte ich eine ungefähre Vorstellung davon, wie eine Schwangerschaft entsteht und was in den kommenden Monaten im Bauch meiner Mama passieren und heranwachsen würde. Ich war aufgeregt und völlig begeistert. Das Pony hatte sich galoppierend aus dem Staub gemacht, und ich freute mich wie verrückt auf das kleine Geschwisterchen, obwohl mir klar war, dass ich nun wohl auch an meinem Geburtstag nicht mit einem wiehernden Geschenk rechnen konnte.

Voller Spannung beobachtete ich die kugelige Entwicklung des Bauches meiner Mutter. Irgendwann nach Ostern wurde aus meiner Begeisterung die Sorge, der Bauch könnte platzen. Ich hatte Angst um meine Mama, und alle beruhigenden Worte von meinem Kindermädchen oder meinem Vater fruchteten wenig.

Am Abend des 20. Juli stand meine Mutter, oder soll ich besser sagen, der riesige Ball, an dem im Hintergrund meine Mutter schemenhaft zu erkennen war, vor mir und verabschiedete sich. «Ich bin nicht lange weg, und dann komme ich mit deinem Geschwisterchen zurück.» Sie küsste mich, quetschte sich irgendwie auf den Beifahrersitz des Autos meines Vaters, und die beiden brausten in Schräglage davon.

Am nächsten Morgen klingelte um halb sieben das Telefon. Das Kindermädchen ging dran, und nachdem sie aufgelegt hatte, sagte sie zu mir: «Cornelia, du hast heute eine kleine Schwester bekommen!»

«Waaaaas?» Ich war so außer mir vor Freude, dass ich aus dem Haus rannte und alle Nachbarn aus den Federn klingelte.

Drrrrring: «Ich hab ein kleines Schwesterchen bekommen!»

Ding Dong: «Hurra, meine kleine Schwester ist da!»

70

Klingeling: «Meine Mama hat ein kleines Mädchen bekommen!»

Ich wollte die Menschheit an meiner übergroßen Freude teilhaben lassen.

Am Nachmittag war es dann endlich so weit: Zusammen mit meinem Vater durfte ich meine Mutter und meine kleine Schwester im Krankenhaus besuchen. Meine Neugierde wuchs ins Unermessliche, doch als ich das Zimmer meiner Mutter betrat, war ich geschockt. Mama sah ganz blass und sehr müde aus, und als sie meinem Vater und mir ihre große Kaiserschnittnarbe am Bauch zeigte, sagte ich leise zu mir: «Also doch geplatzt!» Meine große Vorfreude wich einem gehörigen Schrecken.

Kurz darauf besuchten mein Vater und ich die Säuglingsstation, und eine aufgeräumte Krankenschwester führte uns an das Bettchen von der Kleinen. Vorsichtig blickte ich hinein – und erschrak. Meine winzige Schwester hatte pechschwarze Haare und schrie aus Leibeskräften. Das wiederum ließ sie dunkelrot anlaufen, und auf ihrer Stirn zeichnete sich ein großes violettes V ab. Ich erschrak, aber die Säuglingsschwester nahm mich in den Arm: «Du hast eine wunderschöne kleine Schwester bekommen. Das lilafarbene Mal auf ihrer Stirn nennt sich Storchenbiss und wird im Laufe der Jahre verblassen.»

Hatte ich das richtig verstanden? Meine Schwester hatte einen Storchenbiss? Ich hatte doch gelernt, dass es dieses Storchentaxi gar nicht gibt! Der Bauch meiner Mama war zum guten Schluss nun doch geplatzt, und meine Schwester hatte den deutlich erkennbaren Biss eines Vogels auf der Stirn. Ich war bedient und wollte nur noch nach Hause.

Auf der Rückfahrt versuchte ich, mit meinem Vater noch einmal ganz ruhig über ein Pony zu reden – aber er hatte dafür gerade überhaupt keinen Sinn. Er war einfach nur der stolze und glückliche Vater seiner ersten leiblichen Tochter. Zu diesem Zeitpunkt konnte ich noch nicht wissen, dass dieses Gefühl von mangelnder Aufmerksamkeit mich in den folgenden Wochen und Monaten noch sehr beschäftigen sollte.

Als meine Mutter sieben Tage später mit dem umstrittenen Familienzuwachs nach Hause kam, wollte ich ihr wie immer vor Freude in die Arme springen – doch sie hinderte mich barsch daran. Der Grund dafür war ihre immer noch schmerzende Operationsnarbe, aber ich nahm diese Zurückweisung sehr persönlich und fühlte mich von ihr abgewiesen.

In den nächsten Wochen fühlte ich mich wie unsichtbar. Alles und jeder war auf die kleine Andrea fokussiert. Sie schlief bei meiner Mutter im Zimmer und genoss somit vierundzwanzig Stunden deren ungeteilte Aufmerksamkeit. Täglich kamen Freunde, Bekannte und auch Journalisten, um das neue Menschenkind zu bestaunen. Sie erschienen mit Bergen von Geschenken, doch nicht eins davon war für mich. Ich fühlte mich überflüssig und verletzt und verspürte nagende Eifersucht.

Schließlich zog ich mich völlig zurück und verbrachte wenig Zeit zu Hause; das blieb meiner Mutter natürlich nicht verborgen. Eines Abends setzte sie sich zu mir ans Bett und fragte: «Cornelia, was ist los mit dir? Warum bist du in letzter Zeit so verschlossen und traurig?»

Ich schlang meine Arme um sie und schluchzte: «Ich weiß gar nicht, ob du mich noch lieb hast! Ich glaube, ich bin euch ganz egal geworden! Seit das Baby da ist, bin ich euch doch sowieso nur im Weg!»

Nachdem ich mich ein wenig beruhigt hatte, drückte sie mich fest an sich. «Wie kannst du nur so was Dummes denken, Schatz, du bist doch mein geliebtes Cornelchen. Dich und mich verbindet ein ganz besonders inniges Band, das durch nichts und niemanden zerschnitten werden kann. Wir zwei haben bisher alle Kämpfe gemeinsam gemeistert und halten zusammen wie Pech und Schwefel. Diese ganze Zuwendung bekommt deine kleine Schwester, weil sie noch ein hilfloses Baby und auf die Hilfe ihrer Mutter angewiesen ist. Du bist doch meine große, schlaue und selbständige Tochter, und ich brauche deine Unterstützung.»

Schon am nächsten Tag, meine Schwester schrie mal wieder aus Leibeskräften, bat meine Mutter mich scheinbar beiläufig, die Kleine zu trösten. Das war das erste Mal, dass ich mich Andrea bewusst zuwandte, sie aus ihrem Bettchen nahm und sie in meinen Armen so lange hin und her wiegte, bis ihr Schreien verstummte und sie mich anlächelte. In diesem Moment durchflutete mich das Gefühl tiefer Liebe zu diesem kleinen Geschöpf. Als meine Mutter mich dann auch noch über alle Maßen lobte, war ich glücklich, und meine schmerzende Eifersucht löste sich mehr und mehr in Luft auf.

Von nun an bezog mich meine Mutter sicherlich sehr bewusst in die Betreuung meiner Schwester mit ein und überlistete mich: «Bitte, gib du ihr das Fläschchen, denn bei dir trinkt sie am liebsten.» Und sie bat mich, Andreas Windeln zu wechseln; das könne ich besser als sie.

1 : 0 für meine Mutter.

Im Laufe der Zeit erkannte ich, was für eine liebenswerte kleine Persönlichkeit da heranwuchs. Andrea wurde von Tag zu Tag hübscher, war rotzfrech und entwickelte mit den Jahren einen grandiosen Humor. Als wir schon in der Villa Hammerschmidt lebten und das spanische Königspaar anlässlich eines

73

Staatsbesuchs in Deutschland zu Gast war, schlich sich die Sechsjährige bei der Begrüßung der Gäste mit «militärischen Ehren» neben die königlichen Hoheiten auf den roten Teppich und schrie die Journalisten an: «Wie lange wollt ihr Stinker denn noch bleiben?»

Diese unbeschwerte Gradlinigkeit, gepaart mit hoher Intelligenz und einer deftigen Portion Witz, hat sie sich bis heute bewahrt. Bei jeder Begegnung mit ihr bin ich immer wieder aufs Neue begeistert und glücklich, eine so taffe Schwester zu haben.

Es blieb nicht bei Andrea. Ein knappes Jahr später adoptierten meine Eltern einen kleinen Indianerjungen; ihn hatte meine Mutter in einem Heim in Bolivien kennengelernt.

Meine Eltern hatten 1971 während eines Staatsbesuchs in Bolivien ein Waisenhaus besucht – damals war mein Vater Außenminister. Im Heim fiel Mildred ein indianisches Findelkind auf und war spontan in dieses Kind verliebt. «Dieses Kind, das will ich!», rief sie, aber mein Vater versuchte sie zu bremsen: «Jetzt mal ganz ruhig. So einfach geht das nicht.»

Über das Kind wusste man nichts, es bekam nie Besuch, nicht einmal von einem entfernten Verwandten. Körperlich war der kleine Junge in keiner guten Verfassung. Er hatte schlechte Haut und einen aufgeblähten Bauch. Zum Glück erholte er sich sehr schnell, nachdem er sich bei uns eingelebt hatte.

Meine Mutter wollte partout nicht einsehen, warum sie den Jungen nicht gleich mitnehmen konnte, hatte er doch offensichtlich keine Angehörigen. «Ich will, dass er unser Sohn wird!»

Ich bin mir sicher, dass mein Vater ihr all die bürokratischen Hürden, die mit einer Auslandsadoption verbunden sind, lang und breit erklärte und die Notbremse ziehen musste, sonst hätte sie den Jungen bestimmt nach Deutschland geschmuggelt.

Doch irgendwie schafften es meine Eltern, ihn in unser Leben zu bringen.

An den Tag seiner Ankunft auf dem Flughafen Köln/Bonn erinnere ich mich noch ganz genau. Meine Eltern, meine kleine Schwester Andrea und ich warteten sehr aufgeregt am entsprechenden Rollfeld auf ihn. Dann rollte eine kleine Maschine in die Parkposition, und schon kam eine Dame, die sich später als Dolmetscherin vorstellte, mit einem zauberhaften, schüchternen Jungen auf dem Arm die Flugzeugtreppe herunter.

Der kleine Kerl trug einen bunten Poncho und ein dazu passendes, typisch bolivianisches Mützchen. Er musterte uns schüchtern und klammerte sich ängstlich an seine Reisebegleiterin. Ich liebte diesen scheuen, bildhübschen Jungen von der ersten Sekunde an.

Mit der Dolmetscherin fuhren wir zu uns nach Hause, und ich zeigte ihm das große Kinderzimmer, in dem jetzt ein weiteres Kinderbett für ihn bereit stand. Plötzlich sagte der Kleine leise: «Aua, aua.»

Ich rannte hinunter zu meinen Eltern und rief: «Der Kleine sagt aua, ihm tut bestimmt etwas weh.»

Die Dolmetscherin beruhigte mich und erklärte: «Er hat sicher Durst und versucht ‹aqua› zu sagen. Er kennt nur Wasser als Getränk.»

Da es weder eine Geburtsurkunde noch irgendeine Information über Ort und Zeitpunkt seiner Geburt gab, wurden meine Eltern gebeten, ein Geburtsdatum für ihn zu bestimmen. Er wurde untersucht, und der Mediziner sagte, dass er geschätzt ein Jahr alt sei, also ungefähr so alt wie meine Schwester Andrea. Ich flehte meine Eltern an, sie möchten seinen Geburtstag auf meinen legen – die Tatsache, dass ich dadurch wahrscheinlich weniger Geschenke und geteilte Aufmerksamkeit bekommen würde, war mir völlig egal. Meinem Wunsch wurde tatsächlich entsprochen, und noch heute rufen mein Bruder und ich uns gegenseitig am 28. März an und gratulieren uns.

Andrea und Martin wuchsen wie Zwillinge auf. Sie gingen zusammen in den Kindergarten und gemeinsam in die Grundschule. Meine Schwester fand es toll, dass sie jetzt einen Spielkameraden hatte, den sie natürlich auch ärgern konnte, weil er so gutmütig, ein so lieber Schatz war. Zeit seines Lebens wollte Martin sich auf die Suche nach seinen Eltern machen, wollte auch Spanisch lernen, um sich in Bolivien verständigen zu können. Er ließ es aber am Ende; vielleicht hatte er Angst, nichts zu finden, mit dem er sich hätte identifizieren können. Er wusste nicht, warum er ein Findelkind war. Waren die Eltern so arm gewesen, dass sie das jüngste Kind nicht mehr hatten ernähren können? War er auf einer Reise einfach verloren gegangen? Ich weiß, dass er sich noch heute mit diesen unbeantworteten Fragen beschäftigt.

Martin war der Sonnenschein unserer Familie, und seine ruhige, liebe Art und sein großes Herz hat er sich bis heute erhalten. Es war eine Freude, einen so liebenswerten Menschen heranwachsen zu sehen, besonders wenn man bedenkt, dass er es mit seinen beiden temperamentvollen Schwestern nicht immer leicht hatte. Nichts und niemand konnte Martin aus der Ruhe bringen. Schon als kleines Kind verfügte er über einen ausgeprägten Gerechtigkeitssinn. Schenkte ihm beispielsweise ein Gast ein Bonbon, sagte er artig danke, um im nächsten Moment das andere Händchen auszustrecken und zu fragen: «Und meine Schwestern? Ich habe noch zwei Schwestern und möchte gern, dass sie auch ein Bonbon bekommen.»

Nicht selten pflückte er auf seinem Heimweg von der Schule eine kleine Blume am Wegesrand und gab sie zu Hause meiner Mutter mit den Worten: «Für dich, Mama, weil ich dich so doll lieb hab.»

Ich bin jeden Tag dankbar und glücklich, dass dieser wundervolle Mensch ein wichtiger Teil meines Lebens ist.

GIPFELTREFFEN I

Mit klopfendem Herzen sitze ich auf einer Hotelterrasse im österreichischen Hopfgarten und warte auf Annemarie Kerp. Ich kenne diesen Ort schon aus ihren Erzählungen; hier verbrachte sie zu Krebshilfezeiten sämtliche Urlaube mit der Familie und schwärmte anschließend jedes Mal von «ihrem» Paradies. Hierhin war sie also nach ihrem verdienten Ruhestand gezogen. Auf gut Glück hatte ich ein Hotel ausgewählt, das von der Besitzerfamilie geführt wird und einsam auf einem Berg liegt. Die tatsächliche Höhe dieses Berges überraschte mich dann doch, und ich staunte bei meiner Anreise nicht schlecht, als ich gefühlte zehn Kilometer steile Serpentinen hinauffahren musste. Um mich herum lagen herrliche Felder und Wälder, aber ich entfernte mich mit jedem Kilometer mehr von der Zivilisation. Als ich dann irgendwann das schöne Hotel in der Ferne erblickte, musste ich sofort an den genialen Film «Shining» von Stanley Kubrick mit Jack Nicholson in der Hauptrolle denken.

Ich bin mit Frau Kerp, die ich duze und weiterhin Frau Kerp nenne, um 15 Uhr verabredet. Erschrocken stelle ich jetzt fest, dass ich an diesem Nachmittag der einzige Gast im Hotel bin. Alle anderen Gäste sind schon nach dem Frühstück zu langen Tageswanderungen aufgebrochen, und selbst die freundliche Hotelfamilie ist nirgends zu finden. Na toll, was soll ich Frau

Kerp denn jetzt anbieten? Auf meinem Zimmer befindet sich lediglich eine halb volle, innenschenkelwarme Flasche Wasser, und es ist ein heißer Sommertag.

Ich bin zu früh, sitze mutterseelenallein auf dem Trockenen, und meine Gedanken wandern ins Jahr 1973, in die damalige Hauptstadt. Damals hatte mein Vater, Außenminister, Vorsitzender der FDP und Vizekanzler der ersten sozialliberalen Regierung unter Bundeskanzler Willy Brandt, in der Fernsehsendung «Drei mal Neun», moderiert von Wim Thoelke, einen viel beachteten Auftritt: Mit seiner Baritonstimme sang er gemeinsam mit dem Düsseldorfer Männergesangverein «Hoch auf dem gelben Wagen», sicher auch im Hinblick darauf, mehr an Popularität zu gewinnen, wusste er doch, dass er für das Amt des Bundespräsidenten kandidieren würde. Immerhin gelang ihm mit der schwungvollen Schallplattenaufnahme seiner Volksliedinterpretation (zugunsten der «Aktion Sorgenkind», heute zum Glück passender in «Aktion Mensch» umbenannt) in den Charts ein beachtlicher fünfter Platz. Ob der nun dazu beigetragen hat, dass Walter Scheel dadurch am 15. Mai 1974 mit 530 Stimmen gegen den CDU-Kandidaten und seinen Gegenspieler Richard von Weizsäcker als vierter Bundespräsident der BRD gewählt wurde, bezweifle ich. Dennoch zogen nach Theodor Heuss und Elly Heuss-Knapp, Heinrich und Wilhelmine Lübke, Gustav und Hilda Heinemann nun mein Vater und meine Mutter in das am linken Rheinufer gelegene Haus mit der Adresse Adenauerallee 135.

Walter Scheel war bei dieser Ernennung ins höchste Staatsamt fünfundfünfzig, meine Mutter einundvierzig, Andrea vier, Martin wohl auch, ich elf. Ebenfalls mit uns zogen die beiden mehr oder weniger gut erzogenen Hunde in den vornehmen

Wohnsitz ein. Bislang hatten Bundespräsident und First Lady stets ein so hohes Alter gehabt, dass die eigenen Kinder längst erwachsen waren. Nun hörte man in der weiträumigen Villa Kinderlachen, und das nicht nur ab und zu, sondern Tag für Tag. Das stellte sämtliche Mitarbeiter des Bundespräsidialamts sowie das langjährige Personal des Anwesens vor eine große Herausforderung. Meine Mutter vertrat von Anfang an den Standpunkt: «Lieber kaputte Sprungfedern in den kostbaren Sofas der Villa Hammerschmidt als den Psychiater im Haus.»

So kam es, dass der Protokollchef und seine Mitarbeiter jedes Mal vor dem Besuch eines wichtigen Gastes die offiziellen Räume nach Dreirädern, Quietscheentchen und Keksresten durchsuchten. Bei Abendveranstaltungen passierte es regelmäßig, dass meine kleinen, frisch gebadeten Geschwister im Schlafanzug erschienen, um sich von Papa und Mama ein Gutenachtküsschen abzuholen. Die Gäste waren entzückt, und den Verantwortlichen des Protokolls brach mit großer Regelmäßigkeit der kalte Schweiß aus.

Einmal hatten meine Geschwister am Nachmittag, unbemerkt von allen, mit ihren neuen Wachsmalstiften die Wände der riesigen Empfangshalle mit großflächigen Malereien verschönert. Die Meisterwerke wurden erst kurz vor Eintreffen der geladenen Gäste entdeckt, und das Personal schob in Windeseile sämtliche zur Verfügung stehenden Sekretäre, Kommoden und Schränkchen vor die bunten Strichmännchen, Sonnen und dreibeinigen Hunde. Tags drauf rückten die Maler an und übertünchten die «Kunst in Wachs».

Zuvor hatten wir in einem Einfamilienhaus gewohnt, auf dem Bonner Venusberg in der Schleichstraße, aber nun wurde es richtig pompös. Zu pompös. Das fand jedenfalls mein Vater,

denn er ließ vor der Eingangstreppe anderthalb Meter Erde auf-
schütten, sodass sie nicht mehr so gigantisch, sondern etwas
bürgernäher wirkte. Auch das Wachpersonal musste nicht mehr
auf dem Rasen Aufstellung nehmen, es bekam eine Esplanade.
Die Bewachung selbst konnte er nicht abschaffen, ebenso wenig
den Zaun um das weitläufige Parkgelände mit altem Baum-
bestand. Der Zaun war oben mit Stacheldraht umwickelt und
endete in Zacken, die auf mich wie Messerklingen wirkten. Über
einen solchen Zaun konnte man nicht klettern, man würde sich
verletzen – und so etwas sollte man sein Zuhause nennen?
Meine Schulfreunde beneideten mich, in einem «Häuschen» mit
einer solch großartigen Architektur wohnen zu können, aber
nach einem Monat sah ich das alles nicht mehr. Ich empfand
meine neue Umgebung schnell als normal und beschloss: So,
jetzt lebe ich hier.

Natürlich waren die Wege bis zum großen Außentor weiter
als auf dem Venusberg; bis man am Springbrunnen vorbei war,
dauerte es eine Weile. Auch innerhalb der Villa war alles weit-
läufiger. Die unteren Räume wurden für Repräsentationszwecke
genutzt, wobei mein Vater die angeblich tragenden Säulen ent-
fernen ließ, die sich als Attrappen herausgestellt hatten. Ansonsten Parkett, rötliches Mahagoni, schwarzes Leder. Oben: unsere
Privaträume. Meine Mutter sagte immer, wir hätten uns in der
Villa «zwischen Staat und Jugendstil» arrangieren müssen.

Jedes Kind hatte ein eigenes Zimmer im linken Flügel. Auch
das Kindermädchen war hier untergebracht. Genau auf der
anderen Seite befanden sich die Schlafzimmer meiner Eltern –
sie hatten wegen ihrer unterschiedlichen Lebensrhythmen getrennte Schlafzimmer – dazwischen Wohn- und Esszimmer.
Wollte ich meine Mutter etwas fragen, musste ich auf dem Flur

geradezu rennen, besonders wenn ich es eilig hatte und glaubte, etwas sei sehr dringend.

Das Oben und das Unten waren strikt getrennt, fast wie in den Fernsehserien «Das Haus am Eaton Place» oder «Downton Abbey». Ebenerdig, im offiziellen Bereich, war immer viel los, es ging zu wie im Taubenschlag – Politiker kamen, Verleihungen, sonstige Besprechungen und Veranstaltungen fanden in den getäfelten Räumen statt, und es wurden häufig opulente Feste gefeiert. Doch niemand wagte es, die Treppe nach oben zu betreten; das durften nur die engsten Freunde der Familie.

Ich selbst flitzte mittags nach der Schule schnell die Stufen hoch und sauste in mein Zimmer. Dieser Prunk und das strenge Protokoll ebenerdig missfielen mir, mindestens ebenso sehr wie meiner Mutter. Es kam jedoch nicht selten vor, dass ich mich verbotenerweise unten in die Personalküche schlich. Dort waren Köche und Bedienstete, die Spaß miteinander hatten und wunderbar deftige Witze erzählten. Das war meine Welt, hier hätte ich stundenlang sitzen, zuschauen und zuhören können. Leider dauerte es meist nicht lange, bis mich der befrackte Protokollchef erspähte und mich umgehend barsch aus der Küche verbannte. Eine Präsidententochter hatte hier in seinen Augen nichts verloren.

Dann trollte ich mich in mein Zimmer, das auch kein so übler Ort war. Ich hatte dort einen eigenen Fernseher und war damit völlig unabhängig vom TV-Programm meiner Eltern. Und noch ein anderes Gerät hatte meine Aufmerksamkeit: Ich besaß ein eigenes Telefon. Das fand ich todschick. Stundenlang konnte ich nun abends mit meinen Schulfreundinnen telefonieren, keiner machte mir den Apparat streitig. Meine Mutter ließ mich auch gewähren, telefonierte sie doch selbst leidenschaftlich gern.

Sie rief mich an, sobald sich nur die Möglichkeit dazu bot, mindestens drei Mal am Tag. Hätte es damals schon Handys gegeben, sie hätte es sich mit Sicherheit ans Ohr getackert und jedem ihrer Kinder im Minutentakt hinterhertelefoniert.

Als meine Eltern 1979, nach der Zeit in der Villa Hammerschmidt, nach Köln zogen, ich aber in einer kleinen Wohnung in Bonn bleiben wollte, um dort meine Schule zu beenden, rief sie sicher zweimal täglich an. Nicht anders war es, als ich nach Innsbruck ging, um Medizin zu studieren.

«Wie geht es dir? Ist alles gut? Was bewegt dich gerade?» Und: «Kind, isst du auch genug?» Ein Tag ohne ihre Stimme im Ohr wäre ein schrecklicher Tag gewesen.

Wobei ... so ganz stimmt das nicht. Ich will ehrlich sein: Während meiner ersten Zeit in Tirol wohnte ich in einem Studentenheim, das Telefon befand sich auf dem Flur. Mir waren die vielen Anrufe meiner Mutter ein bisschen unangenehm, weil immer diejenigen in der Nähe des Telefons das Gespräch annahmen. Dabei hörte ich schon am Klingeln, dass es mir galt, dass es meine Mutter war. Ich rief dann: «Brauchst nicht zu rennen, ist für mich!» und sorgte damit für fragende Blicke meiner Mitbewohner. Und weil mir das alles so peinlich war, sagte ich nach einer Weile zu meiner Mutter: «Sag mal, Mama, muss das denn jeden Tag sein, dass wir miteinander reden? Können wir uns nicht auf jeden zweiten Tag beschränken?» Wir sprachen ja auch nicht nur fünf Minuten lang miteinander, sondern besetzten das Gemeinschaftstelefon mühelos eine Stunde. Die anderen Studenten waren verständlicherweise genervt.

Ich spürte, dass ich sie mit meinem Vorschlag verletzt hatte. Sie sagte: «Ach, dich interessiert mein Leben gar nicht mehr? Du willst gar nicht wissen, wie es mir geht?»

Ich antwortete: «Doch, doch, doch!» Und so ging es weiter mit den täglichen Anrufen.

Ihre vielen Telefonate hatten sicherlich auch damit zu tun, dass sie ständig in großer Sorge um uns Kinder war. Als wir noch in der Villa Hammerschmidt wohnten, wurde unsere Familie immer wieder bedroht, offenbar gab es Pläne, uns Kinder zu entführen. Nicht umsonst hatten wir Leibwächter, die irgendwann von drei auf vier aufgestockt wurden – was für eine Mutter wahrscheinlich nicht leicht zu ertragen war und sie sicherlich sehr verunsicherte. Details kannte ich keine, aber ich bemerkte natürlich den vierten Mann mit Pistole in meiner Nähe. Ein friedliches Leben sah anders aus. Natürlich fragte ich nach, zumal andere Kinder keinen Personenschutz hatten, aber nie bekam ich eine konkrete Antwort.

Kurz nach dem Umzug in die Villa Hammerschmidt nahm mich meine Mutter beiseite und sagte: «Was jetzt hier passiert, das ist alles sehr, sehr merkwürdig. Das ist nicht die Normalität. Du wirst jetzt ein Leben führen, das sich von dem deiner Freunde und deiner Klassenkameraden deutlich unterscheidet. Du musst immer wissen: Was dir an Annehmlichkeiten zuteilwird, die ganzen Angestellten – das ist nicht dein Verdienst. Du musst später selbst etwas leisten. Das hier hat alles mit der Position deines Vaters zu tun, das musst du dir stets vor Augen halten. Also, bitte bleib auf dem Teppich. Du bist Cornelchen, du bist prima so, wie du bist.»

Ich fragte: «Was ist denn genau Papas Position?»

«Er ist fortan der erste Mann im Staat, und da passiert eine Menge um ihn herum, was auch dich betreffen wird.»

Diese so eindringlichen Worte meiner Mutter verinnerlichte

ich bis zum heutigen Tag. Häufig begegnen mir Menschen im Alltag mit einer für mich grotesk anmutenden Ehrfurcht oder gar Bewunderung. Das hängt aber ausschließlich mit meinem prominenten Nachnamen zusammen oder aber mit der Tatsache, dass ich seit vierundzwanzig Jahren eine sehr prominente Entertainerin an meiner Seite habe. Dieser Respekt gebührt jedoch Walter, Mildred oder eben Hella – und wird lediglich auf mich projiziert.

Wir Kinder erhielten auf einmal tatsächlich unzählige Einladungen, unter anderem in den Brühler Freizeitpark Phantasialand, der nur für uns geöffnet wurde. Normalerweise stand man an jedem Fahrgeschäft mindestens eine halbe Stunde an, und jetzt konnten wir einfach einsteigen, und los ging der Spaß. Dennoch gefiel es mir meistens nicht, so hofiert zu werden, es war und ist mir unangenehm. Die Worte meiner Mutter haben ihre Wirkung nicht verfehlt. Einzig zu den großen Pferderennen auf der Rennbahn in Köln-Weidenpesch begleitete ich meine Eltern damals gern, denn ich war eine Pferdenärrin. Meine Eltern durften natürlich in den Führring hinein, in dem man die teilnehmenden Tiere aus nächster Nähe begutachten konnte. Eigentlich war der Innenraum des Führrings ausschließlich den Besitzern der Rennpferde vorbehalten, aber dieses Privileg nahm ich zugegebenermaßen gern in Anspruch. Von diesem Platz aus hatte man einfach einen sensationellen Blick auf die Pferde, war mit ihnen quasi auf Nüsternhöhe.

Mein Vater unterhielt sich schon im Vorfeld mit den Jockeys und den klugen Leuten vom Rennverband und fragte: «Wer ist denn in dem nächsten Rennen der Favorit?» Ich ließ mich davon nicht beeindrucken, sondern führte meine eigene Exterieurbeurteilung durch. Mit «Kennerblick» schaute ich mir die Tiere an, betrachtete wichtig das Untertreten, die Muskelanlage – und wählte auf diese Weise den potenziellen Sieger aus, auf den ich dann voller Überzeugung setzte. Meine Mutter schloss selbstverständlich auch eine Wette ab, allerdings nach ihrer ganz eigenen Methode. Sie sagte: «Das Pferd hat mir gerade zugezwinkert, das wird als Erster über die Ziellinie sausen. Auf diesen Galopper setze ich.»

Und welches Pferd gewann stets, auch wenn es als der krasseste Außenseiter galt? Natürlich das, auf das meine Mutter gesetzt hatte. Auf den Rückfahrten nach Bonn waren mein Vater und ich meist ziemlich wortkarg. Ihn ärgerte es stets aufs Neue, dass er mit seiner Expertenexpertise keinen Erfolg gehabt hatte. Und ich war schlecht gelaunt, weil ich mit meinem Amazonenwissen mein gesamtes Taschengeld verjubelt hatte. Meine Mutter war dagegen bester Laune, lachte vor Vergnügen und wedelte mit den gewonnenen Geldscheinen.

Noch war ich nicht in der Pubertät und fand meine Mutter einfach nur großartig. Es ist ja legitim, einen Menschen zu bewundern, der etwas leistet, und ich fand, dass meine Mutter viel leistete, zumal die Gründung der Krebshilfe schon in vollem Gange war. Sie blühte regelrecht auf. Endlich hatte sie wieder eine Aufgabe, die mit ihrem Beruf zu tun hatte. An der Seite des Außenministers Scheel, als sie auch schon nicht mehr in ihrem Beruf arbeitete, war sie einfach nicht ausgelastet gewesen.

Ich war unglaublich stolz, ihre Tochter zu sein, und mochte es nicht, wenn meine Freunde und Freundinnen von ihren «Alten» sprachen: «Mensch, was geht mir meine Alte auf die Nerven.» Mir wäre es nie in den Sinn gekommen, von meiner Mutter als «Alte» zu sprechen, denn ich hatte enorm viel Respekt vor ihr. Schon im Kindergartenalter hatte ich sie auf diesen Sockel gestellt, auf dem sie stets alle anderen Mütter überragte – kein Wunder bei ihrem Gardemaß. Und auch wenn sie keine «typische» Mutter war, beschützte sie ihre Kinder doch wie eine Löwin. Niemand durfte uns ein Haar krümmen.

Ich muss ungefähr zweieinhalb Jahre alt gewesen sein; eine Freundin meiner Mutter sollte am Nachmittag auf mich aufpassen. Sie ging mit mir in einem weitläufigen Park spazieren, als plötzlich ein großer Hund schnurstracks auf mich zulief. Meine Babysitterin rief entsetzt: «Sei vorsichtig, Cornelia. Der Hund könnte dich beißen.» Unbeirrt ging ich weiter dem Hund entgegen und meinte nur: «Wenn Hund beißt Cornelia, Mama beißt Hund.»

Die Freundin berichtete meiner Mutter gerührt am Abend von diesem Erlebnis, und Mildred lachte nur: «Da hat sie recht.» Ich konnte diese kleine Geschichte später nicht oft genug von meiner Mutter hören, zeugte sie doch von dem grenzenlosen Urvertrauen, das ich von Anfang an zu ihr hatte – Waisenhaus hin oder her.

Ein Jahr nach unserem Umzug in die weiße Villa waren wir bei Freunden am Ammersee zu einem Sommerfest eingeladen. Ich war zwölf, und weil es ein heißer Tag war, wollten wir Kinder unbedingt im See baden. Ein Bekannter meiner Eltern bedrängte mich im Wasser, griff mit seinen Händen von hinten auf mein Bikinioberteil. Er dachte sich wohl, im Wasser würde es keiner mitbekommen, und ich würde mich nicht wehren. Ich geriet in Panik – einerseits wegen dieses unangenehmen Übergriffs, andererseits aber wegen der Gewissheit, dass meine Mutter diesen Mann auf der Stelle umbrächte, würde sie davon erfahren. Ich machte mich los, verließ das Wasser, hatte augenblicklich keine

Freude mehr an dem Fest. Ich separierte mich von den anderen Kindern mit den Worten: «Schwimmen ist blöd!» Wie so viele Opfer von derartigen sexuellen Übergriffen, vertraute ich mich, vor lauter Scham, keinem Menschen an. Am wenigsten suchte ich das Gespräch mit meiner Mutter, befürchtend, dass sie diesen übergriffigen Bekannten aus dem Leben hauen würde. Dieses Gefühl hatte sie mir in der Vergangenheit eindringlich vermittelt. «Wenn dir jemand etwas antut, dann …» Als Jahre später Marianne Bachmeier im Lübecker Gerichtssaal den angeklagten Klaus Grabowski erschoss, den Mann, der ihre Tochter Anna getötet hatte, hat meine Mutter applaudiert. Sie sagte: «Ich wundere mich immer, wie Frauen, deren Kindern ein derartiges Leid angetan wurde, im Gericht so ruhig sitzen bleiben können. Ich hätte genauso wie Marianne Bachmeier reagiert.»

Das wusste ich damals am Ammersee noch nicht, aber mir war klar: Meine Mutter hätte mit ihrer Wut den See zum Überschwappen gebracht. Sie war in allem extrem. War sie fröhlich, lachte und fühlte sich wohl, dann schlug sie mit der flachen Hand auf dem Tisch. Das war dann so ansteckend, dass alle Menschen um sie herum auch lachten. Aber wenn sie zornig war, dann konnte es richtig knallen.

Natürlich wusste ich nur zu genau, was ihren Zorn auslösen konnte. Wenn ich zu spät zu Hause eintrudelte und ihr nicht Bescheid gegeben hatte, weil weit und breit kein Telefon aufzutreiben war, machte sie sich auf der Stelle wahninnige Sorgen. Und war ich dann daheim, war sie leider nicht über meine Rückkehr erleichtert. Nein, ganz im Gegenteil, dann ging das Donnerwetter los. Manchmal befürchtete ich, dass sie mich vor lauter Wut schlagen würde, so aufgebracht war sie – und mir war klar, wie viel Kraft dann hinter einer Ohrfeige stecken würde.

Einen Golfball konnte sie meilenweit schlagen, aber nie in Richtung Loch, sondern immer links oder rechts in die Wicken. Unmittelbar nach ihrem kräftigen Abschlag riefen alle Umstehenden ein bewunderndes «Ahhhhhhhhh» aus. Kurz vor der Landung des Geschosses hinter der Stadtgrenze raunten sie dann ein mitleidiges «Ohhhhhhhh».

Hin und wieder gab es auch Auseinandersetzungen beim Mittag- oder Abendessen. Irgendetwas hatte wieder einmal ihren Zorn erregt, die Ursachen sind längst vergessen. Ich wurde auf der Stelle des Raumes verwiesen, aber nicht, ohne dass vorher der gesamte Inhalt ihres Weinglases in meinem Gesicht landete. «Ich hasse Wein», schrie ich, etwas Besseres fiel mir nicht ein – und ich mag, vielleicht wegen dieses Affronts, Wein bis heute nicht wirklich gerne.

Diese wütende Seite meiner Mutter war nicht dominant, aber sie existierte – auch wenn sie sonst so herzlich und offen war. Doch das Wichtigste war: Sie konnte sich entschuldigen. Nach einem heftigen Wutausbruch dauerte es nicht lange, und sie kam in mein Zimmer: «Cornelia, das war nicht richtig, was ich gemacht habe. Ich möchte mich bei dir entschuldigen. Es tut mir leid, das war im Affekt, du hast mich bis aufs Blut gereizt.»

Letzteres kommentierte ich nicht, aber ich verstand, dass die Wut, so schnell sie gekommen war, genauso schnell wieder verflogen war. Und ich fand, es hatte eine gewisse Größe, sich als Mutter bei dem eigenen Kind zu entschuldigen.

Als Teenager besuchte ich mal ein Konzert des großartigen Bob Marley in Köln. Ich hatte angekündigt, dass ich um 23 Uhr wieder zu Hause sein würde – doch das Konzert nahm kein Ende, und ich wollte auf keinen Fall vor dem letzten Song gehen. Diese einzigartige Musik und die begeisterten Menschen um mich herum ließen mich Raum und Zeit vergessen, ich war einfach nur glücklich und dachte nicht eine Sekunde an das Versprechen, das ich meiner Mutter gegeben hatte. Sie hingegen dachte ab 23 Uhr jede Sekunde an mich; es ließ ihr keine Ruhe, dass ich nicht pünktlich heimkam. Also machte sie sich auf den Weg, und obwohl die Konzerthalle vor Menschen fast zu platzen schien, fand mich meine Mutter in der Menge, zog mich hinter sich her und packte mich ins Auto. Schlagartig war meine gute Stimmung dahin. Warum war ich bloß noch keine achtzehn? Ich wollte selbst über mein Leben bestimmen! Alles, was in meinem Elternhaus stattfand, fand ich einfach nur blöd, ich lehnte alles ab, egal ob es von meiner Mutter oder meinem Vater kam. Ich rebellierte auch jetzt lautstark, aber es hatte keinen Zweck: Ich war noch nicht volljährig.

Dieses Kontrollbedürfnis habe ich von meiner Mutter übernommen. In diesem Punkt hat sie mich nachhaltig geprägt, und ich kann sie heute, als Erwachsene, natürlich verstehen. Erscheint ein Mensch, der mir wichtig ist, nicht zur vereinbarten Uhrzeit, beginnt bei mir sofort das dramatische Kopfkino. Mir geht es dann wirklich schlecht, ich bin voller Sorge, überlege, wen ich anrufen kann. Einfach fürchterlich, dieses Gedankenkarussell.

Plötzlich steht sie vor mir: Annemarie Kerp. Wir umarmen uns lange, und ich bin begeistert, wie frisch und gut sie ausschaut. In den vergangenen dreiundzwanzig Jahren, in denen wir uns nicht gesehen haben, ist sie scheinbar keinen Tag älter geworden. Als ich ihr die Notsituation mit den Getränken erklären will, winkt sie lächelnd ab. «Conny, das wusste ich schon vorher. Dieses Hotel wird fast ausschließlich von begeisterten Wanderern besucht, und deshalb ist es am Nachmittag verwaist.»

Verwaist, das ist mein Stichwort. Ich falle mit der Tür ins Haus.

«Hat dir meine Mutter je erzählt, dass sie mich in ein Waisenhaus gegeben hat?»

Annemarie Kerp nickt.

«Für wie lange?»

«Zwei Jahre.»

Nun habe ich den Beweis, Zweifel gibt es nicht mehr.

«Sie hat mich inständig gebeten, dir nie etwas zu sagen. Auch nicht deiner Schwester Andrea.»

«Wieso Andrea? Die hätte doch gar kein Interesse daran gehabt.»

«Deine Mutter wollte einfach nicht, dass es noch ein anderer erfährt. Das sollte etwas sein, das sie mit ins Grab nimmt.»

«Sie hat es dir gesagt, als sie schon schwer krank war?»

«Ja, sie lag im Krankenhaus, und in einer dieser wenigen Stunden, in denen sie wach war, hat sie es mir erzählt.»

«Unglaublich!», rufe ich aus. «Dass ihr das so wichtig war, dass sie es einem Menschen noch kurz vor ihrem Tod erzählen musste. Weißt du zufällig, in welchem Heim sie mich untergebracht hat? Hat sie je den Namen erwähnt?»

«Ich erinnere nur noch München.»

In diesem Moment habe ich das Gefühl, dass es gar nicht mehr wichtig oder vielleicht sogar besser ist, diesen Ort nicht zu kennen. Die Chance, dass noch jemand aus damaliger Zeit dort arbeitet, ist mehr als gering. Das spreche ich laut aus.

«Aber es war dein erster Wohnsitz», widerspricht Annemarie Kerp.

«Mein erster Wohnsitz?»

«Na ja, sie hat dich ja gleich nach der Geburt weggegeben.»

Nun muss ich doch schlucken – und versuche alles ganz praktisch anzugehen: Will ich wirklich meinen ersten Wohnort in Erfahrung bringen, kann ich noch immer beim Einwohnermeldeamt in München nachfragen. Dort würde man doch sicher herausbekommen, wo ich damals gemeldet war. Doch weiter will ich jetzt nicht darüber nachdenken, etwas anderes interessiert mich mehr. «Hat meine Mutter mich im Heim öfter besucht?»

Annemarie Kerp streicht über die Tischdecke: «Darüber haben wir nicht gesprochen, aber kannst du dir bei ihr etwas anderes vorstellen? Sie hat dich so geliebt. Und überhaupt gingen ihr ihre Kinder über alles. Gab es in der Krebshilfe eine Sitzung, ganz gleich ob vom medizinischen Beirat oder vom Vorstand, und in dieser Zeit rief jemand von euch an, konnte die Diskussion noch so hitzig sein – sie stand mittendrin auf und verließ den Raum, um mit euch zu sprechen.»

«Aber damals gab es doch noch keine Handys?»

«Die Gespräche von dir und deinen Geschwistern gingen zuerst bei mir ein. Ich sagte ihr dann Bescheid: ‹Da ist die Andrea, da ist die Cornelia am Apparat. Die wollen irgendetwas von Ihnen.› Hatte deine Mutter gerade in der Sitzungsrunde gesprochen, unterbrach sie ihren Satz und sagte: ‹Ihr müsst entschuldigen, das ist jetzt wichtiger!› Und schon war sie draußen. Also, ihre Kinder gingen ihr über alles. Da gab es überhaupt nichts.»

Nach und nach kehren die wanderbegeisterten Hotelgäste zurück und gesellen sich rotwangig und mit glücksverzerrtem Blick zu uns auf die Terrasse. Beim ebenfalls wieder anwesenden Personal werden lautstark Getränke geordert, um die beeindruckenden Erlebnisse auf der Wanderung gebührend zu feiern. Frau Kerp und ich beschließen ebenfalls, unsere Wanderung in die gemeinsame Vergangenheit mit meiner Mutter für den heutigen Tag zu beenden, und verabreden uns für ein zweites Treffen am nächsten Tag.

GIPFELTREFFEN II

Am nächsten Morgen erwache ich schon vor dem ersten Vogel-
zwitschern und offensichtlich auch vor den anderen Gästen. Ich
sitze allein im Frühstücksraum und würde Annemarie Kerp am
liebsten telefonisch wecken und sie bitten, unser Gespräch auf
der Stelle bei einem ausgiebigen Frühstück fortzusetzen. Ich
kann es kaum erwarten, mit ihr zusammen weiter auf den Pfaden der Erinnerungen zu wandeln. Da ich aber weiß, was sich
gehört, lasse ich sie ausschlafen und gedulde mich.

Als sie um kurz nach eins auf der Terrasse erscheint, sprudelt
es nur so aus ihr heraus.

«Mir fiel heute Nacht noch ein Erlebnis mit deiner Mutter
ein, das ich dir unbedingt erzählen muss. Ich begleitete sie einmal zu einer Feier in der Bonner Geschäftsstelle der Deutschen
Krebshilfe. Ihr Chauffeur brachte uns dorthin. Ich kann mich
nicht mehr genau erinnern, was das für eine Feier war, nur, dass
ich schon einige Jahre für sie gearbeitet hatte und es ein Freitag
war. Jedenfalls gab es mehrere hintereinander aufgestellte Stuhl-
reihen, da an diesem Abend auch Reden gehalten werden sollten. Ihnen sollte man bequem zuhören können. Normalerweise
war ich darauf bedacht, stets in der Nähe deiner Mutter zu sitzen. Es war ihr Wunsch, dass ich immer greifbar war. An diesem
Abend aber hatte ich mich abseits von ihr gesetzt. Nach dem
Ende der Feier begleitete ich sie noch ins Konferenzzimmer, um

die nächste Woche zu besprechen. Dort aber machte mir deine Mutter Vorwürfe: ‹Wie konnten Sie sich so weit von mir wegsetzen? Sie wissen, dass ich das nicht gernhabe. Haben Sie mit den anderen über mich geredet?› Ich war zutiefst empört und erwiderte: ‹Sie wissen genau, dass ich das nie tun würde. Aber wenn Sie so über mich denken, dann hat es wohl keinen Zweck, dass wir weiter zusammenarbeiten. Dann höre ich auf, auf Wiedersehen.› Damit verließ ich wütend den Raum und fuhr mit der nächsten Bahn nach Hause zu meiner Familie.

Am Samstagmorgen versuchte sie mich zu Hause telefonisch zu erreichen. Nur mein Mann war da und erklärte deiner Mutter: ‹Meine Frau ist einkaufen.› Sie rief ein weiteres Mal an, und ich war immer noch nicht zurückgekehrt. An diesem Punkt glaubte sie, ich würde mich verleugnen lassen. Daraufhin setzte sie sich ins Auto, fuhr zu mir nach Hause und wartete dort im Wagen auf mich, bis ich vom Einkaufen zurückkehrte. Als ich sie sah, war ich fassungslos: ‹Was machen Sie denn hier?›

‹Ich muss mit Ihnen reden›, erwiderte deine Mutter.

Oben, in unserem Wohnzimmer, entschuldigte sie sich: ‹So habe ich es nicht gemeint. Meine Bemerkung war ein Fehler, und ich möchte mich in aller Form bei Ihnen entschuldigen.› Ich habe das als Wertschätzung empfunden, sowohl meiner Person als auch meiner Arbeit gegenüber. Nie hätte ich mit einem derartigen Verhalten gerechnet.»

Es blieb bei diesem einen, heftigen Streit zwischen den beiden Frauen.

Mir imponiert es, zu hören, dass sich jemand meiner Mutter widersetzt hat, nicht alles schluckte, besonders, weil es um Grundvertrauen gegangen war. Es gaben ihr nicht viele Menschen Widerworte, und die vehemente Reaktion von Frau Kerp hatte offensichtlich Wirkung gezeigt. Meine Mutter erkannte, wie ungeheuerlich diese Unterstellung gegenüber ihrer treuen Mitarbeiterin war.

«Deine Mutter war in jeder Hinsicht eine außergewöhnliche Frau», sagt Annemarie Kerp. «Aber am außergewöhnlichsten war eigentlich, dass sie ganz normal war, nicht hochnäsig, nie schaute sie auf andere Leute herab, auch wenn sie einen anderen gesellschaftlichen Status hatten als sie selbst.»

Sie berichtet von einer Situation, die im Rahmen eines sogenannten «Mildred-Scheel-Tees» stattfand. Diese Runde fand jedes halbe Jahr statt, eingeladen wurden Menschen, die entweder gespendet oder sich sonst auf die eine oder andere besondere Weise für die Krebshilfe engagiert hatten. Ausgesucht wurden die Teilnehmer von der Kölner Geschäftsführung. Meine Mutter bekam dann eine Liste, auf der die Namen der Personen standen, die zum Tee kommen sollten. Neben den Namen war stets vermerkt, weshalb man sie ausgewählt hatte. Selbstverständlich wurden nur Gäste gebeten, die enorm hohe Beträge gespendet hatten. Nach dem zweiten oder dritten Mal brauste meine Mutter auf: «Das war in dieser Form das letzte Mal! Ich will hier Leute aus dem Volk haben! Ich will auch Krankenschwestern, Kindergärtnerinnen, Müllmänner oder Maurer einladen, Menschen, die fünf Mark spenden. Für die sind fünf Mark genauso viel wie 10 000 für die sogenannten VIPs.»

Nach ihrem Ausbruch wurde ihr Vorschlag befolgt, und die Gäste wurden nicht mehr allein nach der Spendenhöhe ausgesucht.

Dann erzählt Frau Kerp noch eine Anekdote: «Ich musste jeden Abend, wenn ich nach Hause ging, das Telefon umstellen, damit Frau Dr. Scheel weiterhin für Menschen, die in Not waren, erreichbar blieb. Einmal arbeitete deine Mutter noch nachts in der Krebshilfe, als eine Frau anrief, die keinerlei Probleme hatte, sondern nur einmal mit der berühmten Mildred Scheel plaudern wollte. Als sie das offen bekannte, beendete deine Mutter das Telefonat mit den knappen Worten: ‹Die ist nicht da. Ich bin nur die Putzfrau.›»

Wir lachen, und ich möchte von Frau Kerp wissen, ob sie meine Mutter als lebensfrohe Frau bezeichnen würde.

Sie sagt: «Auf jeden Fall. Sie feierte, aß und trank gern. Nur mit dem Rauchen, da hatte sie ein Problem. Irgendwann bekam sie mit, dass ich rauchte, obwohl ich das nie in den Büroräumen tat, sondern immer nur draußen im Garten. An einem Abend begleitete ich sie wieder einmal zu einer Fernsehaufzeichnung, und anschließend saßen wir zusammen, sieben, acht Leute, um gemeinsam bei einem Glas Wein den Abend ausklingen zu lassen. Ich hatte mich neben ihr niedergelassen, und einige packten schon ihre Zigaretten aus, was ich sehnsüchtig beobachtete. Deine Mutter sah wohl meinen Blick, denn sie sagte: ‹Jetzt will ich Ihnen mal was sagen, meine Frau Kerp› – sie bezeichnete mich gegenüber anderen immer als ‹meine Frau Kerp› – ‹ist eine ganz Tüchtige, wenn ich die nicht hätte, würde ich ganz schön alt aussehen. Aber sie hat ein Laster, sie raucht. So, Frau Kerp, jetzt holen Sie schon die Zigaretten aus Ihrer Tasche.› Dann durfte ich in ihrem Beisein rauchen, das hätte ich nie gedacht.»

«Weißt du mehr darüber, was meine Mutter an die Decke brachte, was sie wütend machte und was sie überhaupt nicht ertragen konnte?»

«Was deine Mutter überhaupt nicht duldete, war, wenn jemand sich über andere abfällig äußerte. Genauso schlimm war es, wenn jemand sie belog. Der hatte dann ein Leben lang bei ihr verschissen. Mit dieser Person wollte sie nie wieder etwas zu tun haben, selbst wenn sie sich im Nachhinein entschuldigte. Die Entschuldigung nahm sie zwar an, aber ein Verzeihen war nicht mehr möglich. Einmal hat Mildred einer anderen Mitarbeiterin etwas anvertraut, in der Hoffnung, dass diese es nicht weitererzählen würde. Das Anvertraute blieb nicht unter den beiden Frauen. Ein Journalist bekam davon Wind und machte aus dieser vertraulichen Information eine Meldung. Hinterher meinte die Mitarbeiterin, als deine Mutter sie darauf ansprach, dass sie nichts weitergegeben habe. Deine Mutter schüttelte nur den Kopf: ‹Das kann der Journalist von keinem anderen erfahren haben als von Ihnen.› Seitdem war diese Mitarbeiterin für Mildred Scheel unten durch. Sie wurde zu einer Persona non grata. Machte deine Mutter eine Tür zu, dann war sie endgültig geschlossen. Von solchen Vertrauensbrüchen mal abgesehen, konnte deine Mutter aber auch wunderbar über alles lachen.»

Ich kann ihr nur zustimmen: «Wie wahr! Wie wahr! Am lautesten konnte sie über sich selbst lachen, wenn ihr ein Missgeschick passierte. Kennst du die Modenschaugeschichte, die mit dem Gürtel? Sie war zu einer großen Modenschau geladen und bemühte sich, dabei selbst einen modischen Eindruck zu erwecken. Zu ihrem neuen Designerkleid wählte sie einen geschmacklosen Gürtel aus Gummi, er sah aus wie ein Expander. Dieser Gürtel merkte wohl selbst, wie wenig er zu dieser Edelrobe passte, und verabschiedete sich bereits beim Sektempfang von Kleid und Trägerin. Er sprang auf und flog in eine der hintersten Ecken, wo er dann zusammengeschrumpelt liegen blieb. Meine Mutter ignorierte diesen Vorfall einfach. Es war ihr natürlich zu blöd, neben all den wichtigen Modeschöpfern und Couturiers den Gürtel zu suchen und ihn wieder um ihren Bauch zu

schnallen. Zu später Stunde kehrte sie nach Hause zurück –
nicht aber der Gürtel. Der blieb einsam und verlassen in der Ecke
liegen, in die er sich verflogen hatte. Jedes Mal, wenn sie diese
Geschichte zum Besten gab, liefen ihr die Lachtränen die Wangen herunter.»

Wieder lachen wir beide laut, bis Frau Kerp meint: «Ha! Da
hab ich auch noch eine Geschichte. Auf einem Staatsempfang
merkte deine Mutter erst spät, dass sie keine angemessenen geschlossenen Schuhe trug, sondern nur Sandalen. Mit Sandalen
auf einem Staatsempfang! Sie amüsierte sich köstlich darüber,
der pingelige Walter war natürlich entsetzt. Sie aber sagte nur:
‹Wieso? Hat doch keiner gesehen. Ich habe doch ein langes Kleid
getragen. Sei doch froh! Da war ich ausnahmsweise nur einen
halben Kopf größer als du.›»

«Dreimal hintereinander wurde meine Mutter von der Bunten zur ‹Frau des Jahres› gewählt. Wie fand sie das eigentlich?»

«Das ging ihr am ... vorbei. Ich hatte das Gefühl, es war ihr
völlig egal. Sie hat es jedenfalls nie besonders erwähnt. Sagte
man zu ihr: ‹Sie sind wieder zur Frau des Jahres gewählt worden›, antwortete sie nur: ‹Was Sie nicht sagen. In diesem Zusammenhang fällt mir ein, dass in China in der vergangenen Woche
ein Sack Reis umgefallen ist.›»

«Sie wurde ja auch mal zur ‹am schlechtesten angezogenen
Frau des Jahres› gewählt. Wie fand sie das?»

«Das war ihr völlig wurscht. Für sie hatte das Thema Mode
keine Bedeutung. Sie kommentierte das mit den Worten: ‹Die
Leute sollen sich über so was nicht aufregen, die sollen lieber
mehr Geld spenden, statt sich in teure Kleider zu werfen.› Wor-
auf deine Mutter allerdings großen Wert legte, waren ihre Haare.
Die mussten sitzen. Ihre Frisur war ihr wichtig.»

«Weißt du noch, wie oft sie zum Friseur ging?»

«Jede Woche. Und nicht nur zum Kämmen, sondern zum Waschen, Legen, Föhnen, das ganze Programm.»

Wir kommen noch auf ein anderes Thema zu sprechen: die Freundinnen und Freunde meiner Mutter. Frau Kerp weiß von Toni Netzle, auch von Joana Maria Gorvin, einer in Rumänien geborenen Theaterschauspielerin, die nahe bei Wien wohnte und mit dem Schauspieler und Regisseur Jürgen Fehling verheiratet war. Sie starb 1993 mit 70 Jahren. Zu einem besonderen Jubiläumstag wollte meine Mutter dieser Freundin mit fünfzig Rosen gratulieren. Sie wusste, dass Joana Griechenland und vor allem Athen als den schönsten Ort der Welt bezeichnete, und hatte eine Idee: «Weiße Rosen aus Athen» summend, beauftragte sie Annemarie Kerp damit, die besungenen weißen Rosen in Griechenland zu ordern und nach Österreich schicken zu lassen. Die Kosten sollte sie vom Privatkonto meines Vaters abbuchen lassen. Als Walter die Rechnung für die Blumen sah, bekam er Schnappatmung, stürmte zu Annemarie Kerp und fragte zornig: «Wie konnten Sie das einfach tun? Sie hätten doch erst mal fragen können, was das kostet!»

Sie sagte: «Ich dachte, Ihre Frau hätte Sie darüber informiert.»

Die Summe belief sich auf über 500 Mark.

Frau Kerp und ich kichern vergnügt. Für mich bedeutet das, dass meiner Mutter Freundschaften wichtig waren und sie ein großzügiger Mensch war.

In diesem Moment fällt mir ein, dass Helmut Schmidt ihr immer Rosen zum Geburtstag geschickt hat. Das erzähle ich gleich Annemarie Kerp.

«Ja, der Schmidt schickte ihr Blumen, der Barzel auch», bestätigt sie. «Mehr habe ich nicht mitbekommen. Aber Alfred Biolek war noch ein guter Freund von ihr, Wolfgang Rademann, der die große Gala für die Krebshilfe im ZDF produziert hatte, Henri Nannen, damals Chefredakteur des Stern, Günter Prinz, einstiger Chef der Bild. Letzterer war regelrecht ihr Liebling. Ihm konnte sie vieles sagen, ohne dass es gleich am nächsten Tag in der Zeitung stand. Über deine Mutter schrieb in der Bild meist Hans-Erich Bilges, doch bevor der etwas veröffentlichen durfte, musste er seinen Artikel über Mildred Scheel von Prinz absegnen lassen.»

«Hat meine Mutter ihren Kindern gegenüber ein schlechtes Gewissen gehabt, weil sie sich so stark engagierte und so viel unterwegs war?»

Annemarie Kerp muss nicht lange überlegen. «Ich bin überzeugt, dass deine Mutter kein schlechtes Gewissen hatte. Wenn sie für die Kinder da war, dann war sie voll und ganz für sie da. Wollte der Walter mit ihr zu einem Termin gehen, der ihm am Herzen lag, ihr aber nicht, dann konnte sie ihn schon links liegen lassen. ‹Ich komme nicht mit, ich muss bei den Kindern bleiben›, sagte sie dann.»

Und wenn meine Mutter, so erfahre ich jetzt, «eine Veranstaltung hatte, die nicht in der Nähe von Bonn stattfand, und es sinnvoll gewesen wäre, in einem Hotel zu übernachten, sagte sie immer: ‹Das kann ich nicht machen, ich muss nach Hause zu meinen Kindern.› War die letzte Maschine zum Flughafen Köln/ Bonn schon weg, ließ sie sich von ihrem Chauffeur durch die Nacht fahren.»

«Hat sie es bedauert, dass sie nicht mehr als Medizinerin praktizieren konnte?», frage ich.

«Deine Mutter hatte mir erzählt, dass Walter Scheel ja sehr

schnell nach der Heirat Außenminister wurde, nur ein Jahr später. Mit dieser Ernennung hat sie ihren Beruf aufgegeben, es kamen zu viele gemeinsame Staatsbesuche auf sie zu.»

Ich unterbreche sie: «Du weißt doch sicher auch, dass Mildred mit dem festen Vorhaben, eine eigene Praxis zu eröffnen, den Schritt nach Bonn gemacht hat? Ich weiß sogar, dass sie einen Fortbildungskurs für Mammografie besucht und abgeschlossen hat.»

Frau Kerp nickt: «Deshalb muss es für sie sehr schlimm gewesen sein. Und je länger die Ehe dauerte, umso schlimmer ist es geworden.»

Das finde ich verständlich. Am Anfang war die Liebe noch so groß, da überdeckte sie die Trauer darüber, nicht mehr als Ärztin tätig zu sein. Doch allein die Ehefrau des Außenministers zu geben, ständig an seiner Seite die zweite Geige zu spielen, das war überhaupt nichts, was ihr gelegen hatte. So interessant die Auslandsreisen auch gewesen sein mochten, sie fand es nicht erfüllend, ständig als Politikergattin herumgereicht zu werden. «Ach ja, das Damenprogramm» – ich höre sie noch aufstöhnen. Sie meldete immer eigene Wünsche an, wollte sich in den jeweiligen Ländern, in denen sie meinen Vater begleitete, bestimmte Kliniken oder Krebsforschungszentren anschauen. Auf diese Weise konnte sie sich wenigstens weiterbilden und sich mit Wissenschaftlern über die neuesten Erkenntnisse austauschen. Vielfach ging man auf ihre Wünsche ein, hin und wieder aber auch nicht, dann musste sie eine Seidenstickerei besichtigen. Das war so gar nicht ihre Welt.

Meine Mutter stand zu ihrer Zeit für die Emanzipation wie nur wenige andere Frauen. Alice Schwarzer war sie vielleicht nicht feministisch genug – doch Mildred Scheel propagierte den

Feminismus nicht, sondern lebte ihn einfach, ohne lang darüber nachzudenken. Sie nahm das Ruder in die Hand und ließ sich nicht unterkriegen. Sich selbst hätte sie nie als Feministin bezeichnet, und würde man es heute tun, sie wäre mit Sicherheit erstaunt. Ich glaube, dass sie nicht gern in eine Schublade gepackt worden wäre. Etwas vorzuleben, das hat ihrer Ansicht nach reichen müssen.

Sie war völlig unverstellt, verhielt sich spontan, ungefiltert, agierte aus einem Bauchgefühl heraus. Stets war sie eine Macherin, ihr Leben lang. Und als man versuchte, sie in eine sehr passive Rolle zu drängen, als Nur-Ehefrau des Bundespräsidenten, versuchte sie in der Welt der Empfänge, Bälle und Politskandale tapfer, doch Interesse an allen Menschen zu entwickeln, die ihr beim Small Talk gegenüberstanden. Häppchen mit Kaviar konnte sie beim besten Willen nichts abgewinnen.

Annemarie Kerp erinnert sich weiter: «Die Umstellung von der Rolle der First Lady zu der einer ganz normalen Ehefrau war später einerseits eine Erlösung, da sie nun nicht mehr die Repräsentantin der Bundesrepublik Deutschland war, auf die alle schauten. Sie konnte sich endlich wieder ungezwungen bewegen und handeln. Andererseits vermisste sie allerdings gewisse Privilegien. Wenn sie zum Beispiel vor einer Reise trödelte – aus welchem Grund auch immer – und sich dadurch verspätete, konnte sie als First Lady eine Mitarbeiterin auf dem Weg zum Flughafen vom Autotelefon aus bitten, am Flughafen Köln/Bonn Bescheid zu geben, dass das Flugzeug warten solle. Die Airlines ließen sich darauf immer ein, denn sie war die Gattin des Bundespräsidenten. Nach ihrer Zeit als First Lady wollte sie anfangs nicht von diesen Gepflogenheiten lassen. Jetzt sollte ich also einen Flieger ‹anhalten›. Daraufhin sagte ich zu ihr: ‹Das wird nicht funktionieren.› Deine Mutter erwiderte: ‹Das haben die immer gemacht.› Ich: ‹Ja, als Ihr Gatte noch Bundespräsident war, aber doch heute nicht mehr.› Ich musste es dennoch versuchen, denn ein *Nein* hat deine Mutter ja nicht akzeptiert. Außerdem wusste ich, dass sie es fertigbringen würde, selber da anzurufen ...! Natürlich gewährte man ihr als Ex-First-Lady nicht mehr dieselben Vorteile. Zähneknirschend nahm sie das zur Kenntnis und wartete wie alle anderen auf den nächsten Flieger.»

Es ist spät geworden, und das Knurren unserer Mägen droht unser Gespräch zu übertönen. Glücklich und mehr als dankbar lade ich Frau Kerp noch zum Abendessen ein. Wir verabschieden uns anschließend wie zwei langjährige, innige Freundinnen. Durch unsere gemeinsame intensive Reise in die Vergangenheit fühlen wir uns in einer ganz besonderen Form miteinander verbunden.

TOK! TOK! TOK!

An diesem Abend verspüre ich nicht die geringste Lust, mir ein weiteres Mal die ausführlichen Beschreibungen der einzigartigen Schönheit der Kitzbüheler Alpen anzuhören, und ich beschließe, mich schon früh in mein Zimmer zurückzuziehen. Auf dem Flur entdecke ich einen geöffneten Regenschirm, der dort offensichtlich zum Trocknen aufgespannt liegt. Sofort spucke ich pantomimisch auf den Boden und erinnere mich daran, wie sehr auch meine Mutter ihren Aberglauben ausgelebt hat.

Wenn sie sich mit meinem Vater auf einem Staatsbesuch im Ausland befand und es einen Empfang mit militärischen Ehren gab, konnte es schon mal passieren, dass die Ehefrau des deutschen Staatsoberhaupts, sofort nachdem sie gestolpert war, drei kleine Kreise auf der Stelle drehte. Anschließend gliederte sie sich wieder in die Reihe ein mit den Worten: «Entschuldigung, das musste ich jetzt machen, sonst bringt es Unglück.» Mein Vater verzog auch in diesen Momenten keine Miene, denn er wusste um den betonierten Aberglauben seiner Frau.

Ich selbst wuchs mit vielen kleinen abergläubischen Ritualen auf. Als Kind kam ich nie auf die Idee, sie zu hinterfragen, und ich war auch weit davon entfernt, sie zu bewerten. Ganz im Gegenteil. Ich übernahm kritiklos jede kleine glückbringende Marotte meiner Mutter und fügte sie ganz selbstverständlich in meinen Alltag ein.

Nachdem ich zusammen mit Hella von Sinnen das Buch «Des Wahnsinns fette Beute» geschrieben habe, in dem wir uns mit Prominenten über ihre Rituale, Macken, Marotten und Aberglauben unterhielten, frage ich mich, wie sich der analytische, messerscharfe Verstand meiner Mutter mit diesen fast putzigen Ritualen vereinbaren ließ. Schließlich finde ich eine Antwort: Es machte ihr wohl schlicht und ergreifend Spaß, sich mit diesen kleinen Albernheiten von ihrer eigenen Rationalität abzulenken – eine Art Kurzurlaub von sich selbst, bevor sie sich erneut ihrer Arbeit und den damit verbundenen Kämpfen in der Deutschen Krebshilfe widmete. Eine kleine Armada von Glücksbringern verschaffte ihr ein positives Gefühl, um sich den bevorstehenden Herausforderungen des Tages zu stellen.

Es begann schon beim Verlassen ihres Schlafzimmers. Auf einem Sekretär hatte sie eine stattliche Ansammlung kleiner glückbringender Figuren angeordnet, die sie in einer festgelegten Reihenfolge einzeln hochhob, um sie dann dreimal mit einem kurzen Klopfen wieder abzusetzen. Dort thronten unter anderem fünf kleine Buddha-Skulpturen aus verschiedenen Gesteinsarten neben einem türkis schimmernden Skarabäus, der eine kleine, selbstgefertigte Knetfigur meiner Schwester zur Nachbarin hatte. Sie sollte ein Glücksschwein darstellen, glich aber eher einer alten Kartoffel.

Das Klopfritual fand nicht nur einmal am Tag statt, sondern jedes Mal aufs Neue, wenn sie ihr Schlafzimmer verließ. Da sie weder in der Villa Hammerschmidt noch später in unserem Haus in Köln über ein separates Ankleidezimmer verfügte, erledigte sie die häufigen Garderobenwechsel in diesem Raum – und der konnte selbstverständlich erst nach dem Klopfritual wieder verlassen werden. Und nicht selten kam es vor, dass mein

Vater ungeduldig vor der geschlossenen Schlafzimmertür stand und rief: «Mildred, ich bitte dich, beeile dich. Wir sind schon viel zu spät dran!»

Anstelle einer Antwort war aus ihrem Zimmer jedoch nur ein stoisches und nicht enden wollendes «Tok, Tok, Tok – Tok, Tok, Tok – Tok, Tok, Tok» zu vernehmen.

In unserem Haus in Köln zierte die Treppe eine hölzerne Madonnenfigur, der sie beim Hinuntergehen dreimal über die Nase strich. Auch diese für sie unverzichtbare Streicheleinheit ließ sie sich im Anschluss an die Klopftirade nicht nehmen. Während mein Vater schon fast hyperventilierend im Wagen auf sie wartete, verharrte Mildred vor der Figur, ging kurz in sich und begann dann in aller Ruhe das Streichelritual auf der allmählich schrumpfenden Nase der Madonna. Im Laufe der Jahre war die Nase kaum noch als solche zu erkennen, und der kümmerliche Rest des Riechorgans ließ sie mehr und mehr einer Pekinesin ähneln.

In Mildreds Portemonnaie wohnte seit Ewigkeiten ein kleines rosafarbenes Gummischwein. Durch den ständigen Kontakt mit Münzen war es mit der Zeit nahezu schwarz geworden. Wäre ihr diese Geldbörse jemals abhandengekommen, hätte sie, da bin ich mir sicher, einzig um den Verlust des verschmutzten Glücksschweins getrauert. Das Geld wäre ihr völlig gleichgültig gewesen.

Uns Kindern war es untersagt, auf der Straße unter einem Baugerüst hindurchzugehen, und falls es sich partout nicht vermeiden ließ, mussten wir vorher und nachher dreimal symbolisch in die Luft spucken.

Bei mir hat das dazu geführt, dass ich alle Menschen in meinem engeren Umfeld nötige, dieses zweifelhafte Ritual zu übernehmen. Viele Freunde haben mir zunächst einen Vogel gezeigt, als ich sie aufgefordert habe, es mir gleichzutun. Früher oder später übernehmen sie jedoch alle dieses grotesk anmutende Verhalten, sobald ihnen ein Gerüst im Weg ist, und spucken sich so durch die Stadt.

Das mit Abstand größte No-Go war allerdings ein geöffneter Regenschirm in einem geschlossenen Raum! Wurde meine Mutter damit konfrontiert, beispielsweise bei einem Friseurbesuch, war sie kaum mehr zu bremsen. Nahezu panisch rief sie nach dem Besitzer des Objekts und forderte ihn unmissverständlich auf, den Schirm augenblicklich zu schließen. Noch heute bin ich erstaunt darüber, dass sie nicht Flickflack schlagend durch den Salon turnte, um das Unheil selbst abzuwenden.

Die abergläubischen Faxen meiner Mama stießen nicht selten auf größte Verwunderung und Erstaunen; das irritierte sie jedoch nicht im Geringsten. Sie war nur froh, alles in ihrer Macht Stehende getan zu haben, um Schlimmeres zu verhindern. Übrigens habe ich nicht nur diese Marotten von ihr übernommen. Ich habe ihr auch ein absolut absurdes Reiseritual zu verdanken. Einmal war sie Zeugin, als sich bei der sehr harten Landung eines Flugzeugs eine Mitreisende die Zunge durchbiss. Aus diesem Grund hören Passagiere, die mit mir fliegen, unmittelbar vor der Landung ein aufforderndes «Zunge!» von mir – damit alle daran denken, selbige vor den Beißwerkzeugen in Sicherheit zu bringen. Ich bin sehr dankbar, dass ich in diesen Momenten nicht die Gedanken meiner Sitznachbarn lesen kann.

Außerdem muss ich jeden Morgen, wenn ich das Bett verlasse, mit dem rechten Fuß zuerst auftreten. Das hat folgenden Grund: Meine Eltern hatten sich eines Tages gestritten, ich war noch recht klein. Ich erinnere mich nicht, worum es bei diesem Zwist ging, aber meine Mutter beendete die Auseinandersetzung mit den Worten: «Walter, bist du vielleicht heute Morgen mit dem linken Fuß zuerst aufgestanden?» Da dachte ich: Ach, du lieber Himmel – es ist also wichtig, nicht mit dem linken, sondern mit dem rechten Bein zuerst aufzustehen, damit man in keinen Streit gerät. Und so achte ich seit meinem fünften Lebensjahr darauf, diesem Brauch zu folgen. Ich bin bereits kurz vor einer Hüftdysplasie, da ich in der Regel immer auf der dafür falschen Seite liege.

Selbstverständlich war für meine Mutter Freitag der 13. stets ein bedrohlicher Tag, und sie bemühte sich, keine wichtigen Termine an diesem Datum zu haben. Und falls doch eine Veranstaltung genau auf einen solchen Tag fiel und sie ihre Teilnahme nicht absagen konnte, beanspruchte sie all ihre Talismane und Glücksbringer im Vorfeld wohl doppelt. Auch mir bläute sie schon eine Woche vorher ein, an jenem Tag besonders vorsichtig zu sein und jedem Risiko bewusst aus dem Weg zu gehen.

An einem milden Tag im Herbst 1978, ich war fünfzehn, rief mich meine Freundin Suse an und fragte, ob ich nicht Lust hätte, mit ihrem Freund und dessen Cousin eine kleine Motorradspritztour zu machen. Ich war begeistert und fragte meine Mutter sofort um Erlaubnis, mich mit Suse am Nachmittag zu verabreden (die Sache mit den Motorrädern ließ ich dabei unter den Tisch fallen, meine Mutter hatte mir ein striktes Motorradmitfahrverbot erteilt). Zu meinem großen Erstaunen sagte sie: «Nein, das erlaube ich dir heute nicht, mein Schatz.» Für mich brach eine kleine Welt zusammen und ich bettelte sie an, diese Entscheidung bitte noch einmal zu überdenken. Mit den Worten «Hast du heute schon mal einen Blick auf den Kalender geworfen?» war für sie das Thema erledigt. Es war ein Freitag, der 13. Aber ich gab noch nicht auf, quengelte weiter – und schließlich gab sie nach. «Wenn es dir so wichtig ist, dann will ich dir nicht den Spaß verderben.» Sie ermahnte mich noch eindringlich, ganz besonders vorsichtig zu sein. Freudestrahlend fuhr ich am Nachmittag in Begleitung der Sicherheitsbeamten zu Suse nach Bad Godesberg. Vor der Einfahrt ihres Elternhauses standen schon die Motorräder von ihrem Freund Thomas und Cousin Helmfried. Den Sicherheitsbeamten erzählte ich von unserem Vorhaben, bat sie aber, meiner Mutter nichts von der geplanten Spritztour zu berichten. Suse setzte sich als Sozius zu Thomas aufs Motorrad und ich mich zu seinem Cousin Helmfried auf seine schwarze MV Agusta. Gefolgt von den wenig begeisterten Sicherheitsbeamten fuhren wir los, Thomas vorneweg, wir hinterher. Ich weiß noch, dass ich mich fest an Helmfried klammerte, da die Jungs einen ziemlich rasanten Fahrstil hatten. Plötzlich begann es, wie aus Eimern zu schütten, und der Spaß hatte ein jähes Ende. Wir wendeten und wollten nur noch zurück ins Trockene. In Bad Godesberg, auf den letzten Metern der Bonner Straße, geschah es dann. Mit viel zu hoher Geschwindigkeit rasten wir auf eine grüne Ampel zu, als plötzlich das Hinterrad von Helmfried blockierte. Wir kamen ins Schlingern, und das Motorrad rutschte weg. Wir fielen beide zu Boden, ich landete unsanft mit meinem Hintern auf der Straße und schoss pfeilschnell auf der regennassen Fahrbahn zunächst an Helmfried vorbei und überholte dann auch noch das ebenfalls über den Asphalt rutschende Motorrad. Rechts und links von mir sprühten Wasserfontänen, und ich spürte bereits einen brennenden Schmerz an meinem Allerwertesten. Aber so sehr ich mich auch bemühte, ich konnte diese rasante Gesäßfahrt nicht

110

stoppen. Ungebremst schoss ich auf die Ampel zu, die mittlerweile rot zeigte. In diesem Moment dachte ich: Himmel, lass mich nicht über die rote Ampel rutschen! Mein Flehen wurde erhört, und kurz vorher kam ich dann endlich zum Stehen – besser gesagt, zum Sitzen.

Sofort eilten die Sicherheitsbeamten zu mir, um mir aufzuhelfen, doch ich blieb verschämt in meiner Position sitzen und versicherte ihnen, mir sei nichts passiert. Auch ohne einen kontrollierenden Griff war ich mir sicher, dass sich meine Jeans schon nach den ersten fünf Metern verabschiedet hatte. Die weitere Rutschpartie hatte ich wohl auf meinem blanken Po fortgesetzt, und ich war mir darüber im Klaren, dass dieser dabei heftig in Mitleidenschaft gezogen worden war.

Endlich kam Helmfried, sein Motorrad schiebend, zu mir. «Fahr mich zu Suse nach Hause», sagte ich. «Aber dreh dich bloß nicht um, wenn ich hinten bei dir aufsteige.»

Der Schock saß ihm noch in den Gliedern, er nickte nur still.

Ein kaum zu beschreibender Schmerz durchfuhr mich, als ich meinen Hintern wieder aufs Motorrad hievte. Helmfried fuhr mich dann ganz ruhig und vorsichtig bis vor Suses Haustür. Thomas und meine Freundin warteten ungeduldig auf uns; sie hatten von alldem nichts mitbekommen. Nachdem ich abgestiegen war, ging ich rückwärts Richtung Haus.

«Suse, bitte schicke die Jungs weg, ich brauche dich jetzt ganz dringend», raunte ich.

Mit einem fragenden Blick verabschiedete sie sich von Thomas und Helmfried, dann kehrte sie zu mir zurück.

«Was um alles in der Welt ist denn passiert?», fragte sie beim Hineingehen.

Ohne zu antworten, drehte ich mich um. Suse schrie auf, aber mir war nicht zum Lachen zumute, denn mein Po brannte wie Feuer. Ich bat sie um ein paar Mullkompressen und fragte, ob sie mir eine Jeans leihen könnte.

Inzwischen war es darüber Abend geworden; mit meinem verbundenen Po machte ich mich gut gepampert auf den Weg nach Hause in die Villa Hammerschmidt, begleitet von immer noch besorgt dreinblickenden Sicherheitsbeamten. Bei meiner Ankunft stellte ich zu meiner großen Erleichterung fest, dass meine Eltern ein befreundetes Ehepaar zu Besuch hatten. Sie saßen plaudernd im Wohnzimmer, und ich huschte mit einem fröhlichen «Hallihallo, ich bin wieder dahaa!» winkend an ihnen vorbei.

In der Nacht machte ich kein Auge zu. Die Schürfwunden bereiteten mir Höllenqualen. Stundenlang lag ich wach auf dem Bauch; mir graute vorm Morgengrauen. Meine Mutter durfte auf gar keinen Fall mitbekommen, dass und vor allem warum ich diese großflächige Verletzung erlitten hatte. Damals war ich fest davon überzeugt, dass es mir dufte gelungen war, meine Pein vor meiner Mutter zu verbergen.

Wochen später sprach sie mich überraschend darauf an. «Du glaubst doch nicht wirklich, dass mir nicht aufgefallen ist, wie du dich nach dem letzten Freitag, den 13., tagelang gequält hast?! Du hast einen Riesenbogen um jede Sitzgelegenheit gemacht und am liebsten im Stehen gegessen. Wann willst du mir endlich erzählen, was an jenem Tag so gründlich in die Hose gegangen ist?»

Ich erzählte eine leicht abgewandelte Version von einem Mofa-Unfall, bei dem mein Steißbein ordentlich was abbekommen hätte. Kleinlaut fügte ich noch hinzu, dass Suse und ich zu zweit auf dem Mofa gefahren waren. Mit den Worten: «Na bravo, und das an einem Freitag den 13.» war die Sache für sie erledigt.

Seit diesem Vorfall hat sich der Aberglaube, was Freitag, den 13. betrifft, nun leider noch fester in mir verankert.

Sagt heute jemand zu mir: «Menschenskinder, du hast ja echt keinen Hintern in der Hose», antworte ich gelassen: «Das ist richtig. Der liegt auf der Bonner Straße in Bad Godesberg.»

«HERR PRÄSIDENT, DIE KÜCHE BRENNT!»

Als mein Vater noch Außenminister war und wir in unserem Haus auf dem Venusberg in Bonn lebten, hatten wir nur ein Hausmädchen, das bei uns wohnte. Sie war zugleich auch das Kindermädchen für meine jüngeren Geschwister und meisterte diese Doppelrolle brillant.

In den fünf Jahren in der Villa Hammerschmidt waren wir von viel mehr Personal umgeben. Abgesehen von den Gärtnern, Chauffeuren, Sekretärinnen, dem Sicherheitspersonal und den Köchen für offizielle Anlässe hatten wir für unsere privaten Belange zwei Haushälterinnen, die ebenfalls mit uns in der oberen Etage lebten. Durch diese räumliche Nähe freundete ich mich mit den meisten von ihnen an, vorausgesetzt, es blieb genügend Zeit dazu.

Auch meine Mutter pflegte einen stets freundlichen Kontakt zu ihnen, der schon damit begann, dass sie es sich nicht nehmen ließ, jede Einzelne von ihnen persönlich einzustellen. Dass die First Lady diese Auswahl selbst traf, war zur damaligen Zeit alles andere als üblich, aber meiner Mutter lag es einfach am Herzen, freundliche und moderne junge Frauen in der Nähe ihrer Kinder zu wissen, schließlich musste sie ihren Mann häufig bei seinen repräsentativen Verpflichtungen begleiten.

Freitags setzte sie sich stets mit den Nannys in der großen Küche zusammen und entwarf gemeinsam mit ihnen den Essensplan für die kommende Woche. Wenn es nach den Kochkünsten meiner Mutter gegangen wäre, hätten wir abwechselnd Spaghetti mit Tomatensoße oder Spiegeleier auf dem Teller gehabt, gekrönt von dem einmal jährlich zubereiteten Rehrücken. Glücklicherweise zauberten die Haushälterinnen abwechslungsreiche und köstliche Speisen, die bei der gesamten Familie auf große Begeisterung stießen.

Ich erinnere mich noch heute gut an Gerda, eines unserer Hausmädchen. Sie war eine eher schüchterne, zurückhaltende und sehr korpulente junge Frau Ende zwanzig, kam aus Göttingen und hielt sich fast ausschließlich in der Küche auf, denn Kochen war ihre große Leidenschaft.

Eines Abends saß ich mit meinen Eltern im Wohnzimmer, gemeinsam sahen wir uns im Fernsehen einen Krimi an. Als der Abspann lief, vernahmen wir an der hinter uns liegenden Glastür, die das Wohnzimmer vom Flur trennte, ein zaghaftes Klopfen.

Poch, poch, poch ... Dann ertönte dasselbe Klopfsignal noch einmal. Poch, poch, poch ... Und Gerda betrat zögernd das Wohnzimmer. Ich drehte mich um und sah ihr vom Ruß schwarz gefärbtes Gesicht und die angesengten Haare.

«Herr Präsident?!», sagte sie leise. Nun folgte eine kleine Pause, dann fuhr sie fort: «Herr Präsident, die Küche brennt.»

Wie von der Tarantel gestochen sprangen wir drei auf und rannten los. Mein Vater schoss in die Küche, während meine Mutter sich um Gerdas Gesundheitszustand kümmerte.

Ich folgte meinem Vater in die Küche und sah die brennende Fritteuse und die Vorhänge, die ebenfalls Feuer gefangen hatten. Mein Vater schnappte sich ein Handtuch und versuchte der Flammen Herr zu werden. Da das Feuer bereits aus dem Fenster loderte, blieb dies auch nicht den im Garten positionierten Bundesgrenzschutzbeamten verborgen, die sofort zu Hilfe eilten. Mit vereinten Kräften wurde der Brand gelöscht und das Schlimmste verhindert.

Währenddessen hielt meine Mutter die ganze Zeit die zitternde Gerda im Arm, die weinend stammelte: «Ich hatte so Appetit auf Pommes und wollte mir nur einen kleinen Nachtsnack zubereiten. Als die Fritteuse plötzlich Feuer fing, habe ich sofort versucht, das brennende Öl mit Wasser zu löschen, und plötzlich brannte die ganze Küche. Ich habe jedoch überhaupt keine Erklärung dafür!»

Meine Mutter beruhigte sie mit den Worten: «Sie haben einfach zur falschen Löschmaßnahme gegriffen. Bei brennendem Öl sollte man die Flammen ersticken und bloß kein Wasser draufschütten. Das Wichtigste ist aber, dass Ihnen nichts dabei passiert ist.»

Ängstlich fragte Gerda: «Werde ich jetzt gekündigt?»

«Nein, auf keinen Fall. Deswegen werden Sie doch nicht gefeuert.» Dennoch verließ sie uns bald von sich aus, und ihre Nachfolge trat Susanne an. Sie war eine wahre Schönheit: groß, schlank, mit einem modischen Kurzhaarschnitt, immer fröhlich und gut gelaunt. Meine Geschwister und ich liebten sie, denn mit ihr konnte man Pferde stehlen, und sie erlaubte uns, wenn meine Eltern gerade mal wieder auf Auslandsreise waren, so ziemlich alles. Meine Geschwister durften bis in die Puppen fernsehen, und für mich gab es keine Beschränkungen der Ausgehzeit. Sie war unsere Königin – aber auch diese wunderbare Zeit fand ein jähes Ende.

Der ganze Stolz meines Vaters war ein gut sortierter und auf den Punkt temperierter Getränkekeller in den unteren Gewölben der Villa Hammerschmidt, in dem er seinen umfangreichen Schatz an erlesenen Weinen und Champagnern lagerte. Im Nebenraum befand sich eine große Auswahl von Spirituosen; von Aquavit bis zum Zwetschgenlikör war so ziemlich jedes hochprozentige Getränk in beeindruckender Menge vertreten. Alle halbe Jahre machte er eine Bestandsaufnahme seiner flüssigen Kostbarkeiten; nach einer seiner Inspektionen kam er wutentbrannt zurück und berichtete meiner Mutter, dass sich sein Wodkabestand drastisch verringert habe. Die beiden vorderen Flaschen im Regal seien noch gefüllt, die restlichen sechzehn aber allesamt leer. Sofort hatte meine Mutter einen Verdacht. Hatte nicht Susanne in der letzten Zeit häufig eine leichte Fahne gehabt? Meine Mutter suchte das direkte Gespräch, und zunächst stritt Susanne natürlich alles ab, brach aber nach kurzer Zeit in Tränen aus, gestand, dass sie sich heimlich am Vorrat des Herrn Bundespräsidenten zu schaffen gemacht hatte, und beichtete meiner Mutter ihre Sucht. Sie war bereit, eine Therapie zu machen. Meine Mutter half ihr bei der Suche nach einem Platz – und versprach ihr auch, dass Susanne jederzeit an ihren Arbeitsplatz zurückkehren könne. Doch leider hörten wir nie wieder etwas von ihr.

Wenig später stellte meine Mutter eine junge, herzensgute Frau aus Österreich ein, die fast täglich die köstlichsten Mehlspeisen und Kuchen aus der Küche zauberte. Schnell hatte ich die schüchterne Theresa in mein Herz geschlossen, und sie wurde so etwas wie eine Freundin für mich.

Eines Abends, nach gut einem Jahr, vertraute sie mir unter dem Siegel der Verschwiegenheit an, dass sie sich unsterblich in einen meiner Sicherheitsbeamten verliebt hatte. Ihr Auserwählter war ausgerechnet der größte Weiberheld von allen, der schöne Tom. Sämtliche Mädchen aus meiner Klasse himmelten ihn an und beneideten mich um so einen attraktiven Begleiter. Von seinen Kollegen wusste ich, dass Tom nichts anbrennen ließ und sich die schönen Frauen bei ihm die Klinke in die Hand gaben. Ich hatte also ein Problem: Auf keinen Fall wollte ich, dass Theresa in die Fänge dieses Herzensbrechers geriet. Ich erklärte ihr ganz ruhig, dass ich mich um sie sorgte, und konfrontierte sie mit meinen Informationen über diesen Casanova: «Tom ist ein Hallodri, und ich möchte nicht, dass du nur eine weitere Kerbe in seinem Revolver wirst.»

Zum ersten Mal in meinem jungen Leben erlebte ich, dass Liebe nicht nur blind, sondern offensichtlich auch taub machte. Als hätte ich meinen Monolog auf Kisuaheli gehalten, wurde Theresa nicht müde, von Tom in den höchsten Tönen zu schwärmen. Fünf Tage später fing sie mich morgens nach dem Frühstück ab, steckte mir einen Brief zu und bat mich mit vor Aufregung glühenden Wangen, ihn Tom in einem günstigen Moment heimlich zu überreichen. Sie hatte herausgefunden, dass er die ganze Woche für meine Sicherheit eingeteilt war. Ich versuchte, sie erneut zu warnen, doch es gelang mir nicht, sie umzustimmen. Jetzt hatte ich den Salat.

Ich packte den parfumgetränkten Umschlag in meine Tasche und machte mich auf den Weg zur Schule. Draußen vor der Villa Hammerschmidt begrüßte mich der glänzend aufgelegte Tom mit einem fröhlichen: «Guten Morgen, kleine Schnecke.» Alle Sicherheitsbeamten nannten mich freundschaftlich «kleine Schnecke». Das lag daran, dass ich meine Freizeit gerne und oft mit ihnen in ihrem Aufenthaltsraum verbrachte. Dort war immer was los, und irgendwann entschlossen sich die jungen Kerle, mir das Skatspielen beizubringen. Da ich anfangs jeden

Spielzug lange überdachte, hatte ich meinen Spitznamen schnell weg.

Besagte kleine Schnecke setzte sich nun sehr einsilbig ins Auto und grübelte, ob und wann sie dem Schürzenjäger das verhängnisvolle Papier überreichen sollte.

Während des Unterrichts entschied ich mich dagegen, den Brief einfach zu zerreißen – also gab ich ihn Tom auf der Rückfahrt von der Schule: «Ich warne dich! Die Absenderin liegt mir sehr am Herzen! Wehe, du tust ihr weh!»

Wenig später vertraute mir Theresa mit glücklichem Lächeln an, dass sie eine Verabredung mit Tom habe, und in den darauffolgenden zwei Wochen schwebte sie auf Wolke sieben. Ich wusste, was die Uhr geschlagen hatte, als wir eines Mittags einen von ihr zubereiteten und komplett versalzenen Tafelspitz serviert bekamen. Natürlich verriet ich niemandem ein Sterbenswörtchen.

Kurz vor Ostern kam es dann zum Drama. Theresa schlich mit hängenden Schultern durch die Villa. Scheinbar konnte sie auch nicht mehr schlafen, denn sie hatte tiefschwarze Ränder unter den Augen und war unübersehbar todunglücklich. Immer wieder forderte ich sie auf, mir ihr Herz auszuschütten, doch sie ließ mich nicht an sich heran. Es tat mir in der Seele weh, sie in so einem verzweifelten Zustand zu erleben, und ich hatte eine Mordswut auf Tom.

In den Osterferien fuhren meine Familie und ich wie jedes Jahr in unser Ferienhaus nach Hinterthal. Theresa kam mit nach Österreich und wohnte bei uns im Haus, und ausgerechnet Tom wurde mir für diese Reise zugeteilt. Er und die anderen Sicherheitsbeamten, die sich um die weiteren Mitglieder meiner Familie zu sorgen hatten, waren zusammen in einem nahe gelegenen

Hotel untergebracht. In dieser Unterkunft befand sich die einzige Diskothek des kleinen Ortes, und so feierten wir dort alle jeden Abend, am lautesten und ausgelassensten natürlich die feschen Personenschützer. Obstler und schöne Skihaserl gab es dort ja im Überfluss.

Auch Theresa saß jeden Abend, nachdem meine Mutter ihr freigegeben hatte, allein an der Hotelbar und litt still vor sich hin; sie ging immer als Letzte. Eines Abends fiel mir auf, dass der Platz, auf dem sie eben noch gesessen hatte, plötzlich leer war, und ich ging davon aus, dass sie endlich die Nase voll von Tom und seinem wilden Treiben hatte. Eine gute Stunde später übertönten die Sirenen von Polizei und Rettungsfahrzeugen den Lärm in der Diskothek. Wenig später erfuhren wir, dass eine junge Frau versucht hatte, sich in der Hotelsauna das Leben zu nehmen. Offensichtlich hatte sie eine Überdosis Schlaftabletten genommen, und der Notarzt kämpfte noch im Rettungswagen um ihr Leben. Theresa!, schoss es mir sofort durch den Kopf. Um Himmels willen!

So schnell ich konnte, rannte ich nach Hause und klopfte an Theresas Tür. Nichts rührte sich, kein Geräusch drang aus ihrem Zimmer. Vorsichtig und leise öffnete ich die Tür – und blickte auf ein leeres, unbenutztes Bett. Meine Vorahnung wurde zur bitteren Gewissheit. Mit klopfendem Herzen lief ich ins Kaminzimmer, in dem meine Eltern entspannt bei einem guten Glas Wein den Tag ausklingen ließen. Ich setzte mich zu ihnen und erzählte ihnen die ganze dramatische Geschichte, ohne jedoch den Namen des Mannes zu nennen, der Theresa das Herz gebrochen hatte.

Meine Mutter eilte sofort zum Telefon und rief das nächstgelegene Krankenhaus in Maria Alm an. Dort bestätigte man ihr die Notaufnahme einer gewissen Theresa K., und sie erfuhr auch, dass sich die junge Frau mittlerweile außer Lebensgefahr befände. Uns fiel allen ein großer Stein vom Herzen.

Am nächsten Morgen stellte ich erstaunt fest, dass der Wagen meiner Mutter nicht mehr auf seinem Parkplatz stand. Sie hatte sich in aller Herrgottsfrühe auf den Weg in das Krankenhaus gemacht. Ungeduldig erwartete ich ihre Rückkehr, denn nach Skifahren war mir nach den Erlebnissen der Nacht nun wirklich nicht zumute. Gegen Mittag sah ich ihren Wagen die Einfahrt herauffahren; sie war ungewöhnlich ernst und blass. Wir setzten uns zusammen ins Wohnzimmer, und meine Mutter berichtete mir von ihrem Besuch in der Klinik. «Theresa ist sehr erschöpft, aber gefasst. Sie wird noch ein paar Tage im Spital bleiben und anschließend in eine psychosomatische Klinik nahe ihrer Heimatstadt überwiesen. Wir werden uns wohl an den Gedanken gewöhnen müssen, sie für lange Zeit nicht wiederzusehen.»

Tränen liefen mir die Wangen runter, ich war wütend und zugleich verzweifelt.

Meine Mutter nahm mich in ihre Arme und sagte ganz ruhig: «Cornelia, bitte verrate du mir, wer ihr diesen Kummer angetan hat. Aus ihr war kein Wort herauszubekommen.»

Ich biss mir auf die Lippen und sagte mit ernster Miene: «Nein, Mama, wenn sie sich entschieden hat, über den Herrn zu schweigen, werde ich dir den Namen auch nicht verraten. Es ist ihre Geschichte, und sie alleine soll darüber entscheiden, ob und wann sie den Namen nennt.»

In den nächsten Tagen forderte mich meine Mutter noch mehrmals auf, ihr den Namen von dem Schuft preiszugeben, aber ich schwieg beharrlich.

Eines Abends saß ich mit meiner Mutter am Kamin, und wir unterhielten uns über Gott und die Welt. Das Drama um Theresa beschäftigte mich noch immer sehr, und so fragte ich schließlich meine Mutter, ob sie diese offensichtliche Kurzschlusshandlung nachvollziehen könne. Meine Mutter dachte lange nach, dann antwortete sie: «Cornelia, augenscheinlich bist du noch zu jung, um zu erfassen, wie grausam sich eine nicht erhörte Liebe anfühlt. Ich weiß leider nicht, wie lange Theresa schon darunter litt, aber glaube mir, Liebeskummer kann einen Menschen zu so einer Verzweiflungstat treiben.»

Danach schwieg sie, und plötzlich hatte ich einen furchtbaren Verdacht. Mit klopfendem Herzen fragte ich sie: «Gab es in deinem Leben schon mal eine Situation, in der du darüber nachgedacht hast, unter dein Leben einen Schlussstrich zu setzen?»

Sie sah mich durchdringend an und erwiderte sehr ernst: «Wenn du die alleinige Verantwortung für ein kleines Menschenkind hast, lässt du diesen Gedanken nicht zu.»

Ich spürte deutlich, dass für sie damit dieses Thema abgeschlossen war. Mehr wollte sie mir an diesem Abend und auch später nicht anvertrauen.

Nach dem Kamingespräch konnte ich lange nicht einschlafen. Meine Gedanken wanderten unaufhörlich zu Theresa und dem übergroßen Schmerz, der sie zu dieser Verzweiflungstat getrieben hatte.

Am nächsten Tag verschaffte mir jedoch die Tatsache, dass es nun Tom war, der niedergeschlagen und mit tiefen Augenringen herumging, ein wenig Trost. Es hatte den Anschein, dass diese Nacht nicht spurlos an ihm vorübergegangen war und er von Schuldgefühlen geplagt wurde. Zweimal suchte er das Gespräch mit mir, aber ich wies ihn jedes Mal schroff zurück. Ich hatte nicht die geringste Lust, mir seinen Kummer anzuhören und ihm nach seiner Beichte am Ende noch eine Art Absolution zu erteilen. Sollte er doch an seinem schlechten Gewissen ersticken. Theresa hatte schließlich beinahe mit ihrem Leben für die kurze Romanze bezahlt.

Nach der Rückkehr aus Österreich ließ Tom sich zu meiner großen Erleichterung versetzen; von Theresa hörte ich leider lange Zeit nichts mehr.

Eines Tages, mittlerweile war bereits ein gutes halbes Jahr vergangen, erhielt ich einen Brief mit einem österreichischen Poststempel. Ich erkannte das Briefpapier sofort, war ich doch Theresas Postillon d'Amour gewesen. Sie bedankte sich rührend für unsere Freundschaft und mein Schweigen. Aus ihren Zeilen erfuhr ich, dass sie wieder im Haus ihrer Eltern lebte, sich jedoch in Kürze mit einem jungen Konditor aus dem Nachbarort verloben werde und mit ihm eine gemeinsame Zukunft plane. Ich hätte ihr so gern meine Freude über ihr Glück mitgeteilt, doch sie hatte keinen Absender hinterlassen – ein deutliches Zeichen dafür, dass sie mit ihrem Aufenthalt in Deutschland und bei uns endgültig abgeschlossen hatte. Bis zum heutigen Tag habe ich nichts mehr von ihr gehört.

Es gab aber nicht nur Dramen um die jungen Angestellten, die für die privaten Belange meiner Familie zuständig waren. Über drei Jahre lebte die wunderbare Maria mit uns im obersten Stock. Sie war ein properes, stets fröhliches und gutherziges Mädchen aus der Eifel. Ihre rustikalen Gerichte begeisterten vor allem meine Mutter, stießen aber auch bei meinem Vater auf großen Zuspruch. Gelassen nahm sie den stetigen Wechsel ihrer Kolleginnen hin und arbeitete ohne Murren die jeweils neue Haushälterin in ihre Aufgaben ein. Versehentliche Brandanschläge, räuberische Trunksucht oder fast tödlicher Liebeskummer – nichts warf Maria aus der Bahn. Ihr Privatleben schien sich ausschließlich um ihre verwitwete, heiß geliebte Mutter zu drehen. An ihren freien Tagen fuhr sie mit ihrem alten grünen VW Käfer in die Eifel, um so viel Zeit wie eben möglich bei der alten Dame zu verbringen. Kurz und gut, Maria war ein Goldstück und wurde von allen geliebt.

Eines Tages gab es einen Vorfall, der auf den ersten Blick so rein gar nichts mit Maria zu tun hatte. Es war Ende April 1978, und in den offiziellen Räumen gab es mittags einen großen Empfang für einen wichtigen Repräsentanten eines afrikanischen Staates. Er reiste mit seiner Ehefrau an, und so musste meine Mutter ebenfalls anwesend sein. Beim anschließenden Mittagessen wurde Spargel serviert. Ein unglücklicher Bediensteter stolperte, und die gesamte Sauce Hollandaise landete auf der Yves-Saint-Laurent-Robe meiner Mutter. Sie verzog keine Miene, entschuldigte sich am Tisch und ging nach oben in den Privatbereich, um sich umzuziehen. Ich begegnete ihr mit ihrem triefenden Kleid im Flur, fand die ganze Angelegenheit schreikomisch und erzählte lachend Maria davon, die gerade dabei war, unser Geschirr vom Mittagessen zu spülen. Aber anstatt sich mit mir über diesen kleinen Vorfall zu amüsieren, erstarrte sie zur Salzsäule, wurde ganz blass und sagte kein Wort. Bevor ich fragen konnte, was denn mit ihr los sei, stand meine Mutter komplett umgezogen neben uns, griff zum Personaltelefon und bat darum, dass der Unglückswurm hinauf zu ihr in die private Küche kommen möchte.

Maria begann am ganzen Körper zu zittern; so hatte ich sie noch nie zuvor erlebt, und ich verstand die Welt nicht mehr.

Kurz darauf kam Herr Decker, der schon viele Jahre in der Villa Hammerschmidt arbeitete, mit gesenktem Haupt zu uns. Seine Körperhaltung ließ erkennen, dass er wohl mit dem Schlimmsten rechnete. Meine Mutter sagte: «Junger Mann, kommen Sie bitte zu mir.» Sie nahm zwei Gläser aus dem Schrank, füllte sie bis zum Rand mit Cognac, drückte ihm eins in die Hand und sagte lachend: «So, mein Bester, ich glaube, den haben wir uns beide jetzt verdient.»

Anschließend machte sie sich wieder auf den Weg nach unten und ging ihren repräsentativen Verpflichtungen nach. Auch Herr Decker begab sich, offensichtlich verwirrt, aber erleichtert, zurück an seinen Arbeitsplatz. Ich blieb mit Maria allein zurück und staunte nicht schlecht, als sie den Cognac wieder aus dem Schrank nahm und das Glas von Herrn Decker erneut bis zum Rand füllte. Sie leerte es in einem Zug und sagte dann: «Herr Decker ist mein Verlobter, und ich weiß nicht, wie ich deiner Mutter für ihre großartige Reaktion danken soll.»

Lachend fiel ich ihr um den Hals und sagte: «Das ist doch eine wunderschöne Nachricht! Bitte, erzähl ihr von eurem Glück.» Das tat sie dann auch am nächsten Tag, und meine Mutter war hellauf begeistert. Maria versprach meinen Eltern doch tatsächlich, dass sie erst bereit sei, zu heiraten, wenn ihre Dienste nicht mehr vonnöten wären – doch ihre baldige Schwangerschaft veranlasste meine Mutter, die treue und loyale Seele aus sämtlichen Verpflichtungen zu entbinden und ihr und ihrem Liebsten (und auch ihrer entzückenden kleinen Tochter) den Weg für eine glückliche Zukunft zu ermöglichen.

FREIHEIT, DIE ICH MEINE

Während meiner Zeit in der Villa Hammerschmidt war der ständige Begleitschutz definitiv das Schlimmste für mich; je älter ich wurde, umso störender empfand ich die ständig bewaffneten Herren um mich herum.

Wir hatten nicht nur Personenschutz; zusätzlich waren überall im Park die bis an die Zähne bewaffneten Männer vom Bundesgrenzschutz. Das fand ich überhaupt nicht lustig; andere hatten Gartenzwerge in den Rabatten, wir junge Beamte des BGS mit Maschinenpistolen. Sie strahlten etwas Bedrohliches aus, auch deshalb, weil sie nicht mit uns reden durften, und wir durften sie ebenfalls nicht ansprechen.

Meine Mutter lehnte Begleitschutz für sich persönlich ab. Über diese Entscheidung gab es ein großes Theater, aber sie blieb stur: «Wenn ich privat in die Stadt gehe, dann möchte ich allein gehen.» In dieser Hinsicht war ihre Haltung merkwürdig widersprüchlich; um uns hatte sie größte Angst, aber sie selbst riskierte es, dass wir Kinder allein zurückblieben, sollte ihr etwas passieren. Aber sie wollte partout ihre Freiheit nicht verlieren, und niemand konnte sie besser verstehen als ich. Nur wenn sie mit meinem Vater unterwegs war oder Außentermine für die Deutsche Krebshilfe wahrnahm, nahm sie den Personenschutz in Kauf.

Ich fand das stets ein bisschen ungerecht. Meine Geschwister waren zu klein, um diese Situation zu beurteilen, aber ich wollte auch mal ohne Bodyguards shoppen gehen. Besuchte ich mit Freundinnen eine Kinovorstellung, saßen mir die Beamten im wahrsten Sinne des Wortes im Nacken, und ich konnte ihren Atem spüren. Protestierte ich dagegen, stieß ich bei meiner Mutter auf Granit.

Am schlimmsten war es, wenn ich mit einem Jungen einen Film ansehen wollte; als Teenager möchtest du in der Dunkelheit des Saals ja gerne eigene Erfahrungen mit dem ein oder anderen Geschlecht machen, und das war ohnehin schon aufregend und schwierig genug. Unter den wachsamen Blicken der Sicherheitsbeamten war es ein Ding der Unmöglichkeit. Auch hätte sich nie ein verliebter Romeo nachts heimlich in die Villa schleichen können; der arme Kerl wäre mit Sicherheit beim Fensterln von der Leiter geschossen worden.

Mein Vater war Vorsitzender des Galopper-Verbands und eng mit dem Gestüt Röttgen verbunden, das der 4711-Fabrikant Peter Paul Mülhens gegründet hatte. Dort wurden Rennpferde gezüchtet. Eines Tages sagte mein Vater: «Du wünschst dir doch so sehr ein Pferd – stell dir vor, du bekommst eins.»

An meinem dreizehnten Geburtstag erfüllte mein Vater mir meinen allergrößten Wunsch; er schenkte mir einen irischen Vollblüter namens Mister Higgins. Er war als Rennpferd gezüchtet worden, aber beim Training hatte sich herausgestellt, dass er ein wenig zu langsam für die Rennbahn war. Er hatte dennoch richtig Pfeffer im Hintern und war für ein gewöhnliches Reitpferd ausgesprochen temperamentvoll und wild. Eigentlich hatte ich mir einen dicken, ruhigen und gemütlichen Haflinger gewünscht. Jetzt hatte ich ein Geschoss unterm Sattel, das noch nie eine Reithalle von innen gesehen hatte.

Uns beiden stand eine ausgesprochen turbulente und für mich oftmals schmerzvolle Zeit bevor. Mister Higgins wehrte sich mit allen Kräften gegen meine Anweisungen und warf mich bei jeder möglichen Gelegenheit ab. Die Reitlehrerin und sämtliche Pferdebesitzer beobachteten dieses «Rodeo» mit ängstlichen Gesichtern, aber ich stieg immer wieder in den Sattel, denn ich spürte, dass wir uns zusammenraufen würden. Nach einem halben Jahr wurden wir ein unschlagbares Team, und im Jahr darauf gewannen wir gemeinsam die Vereinsmeisterschaft.

Der größte Spaß war allerdings, allein mit ihm auszureiten. Der Reitstall lag direkt an einem großen Waldgebiet voller endlos langer Reitwege mit Galoppstrecken. Hier ließ ich seiner Bestimmung und seinem Talent freien Lauf; ich ging in den leichten Sitz und ließ ihn einfach nur los. In meiner Phantasie war ich Winnetou, der Häuptling der Apachen, der seinem bedrohten Volk zu Hilfe eilen musste, und Mister Higgins wurde ungefragt zu Iltschi. So schossen wir durch den Wald; bei diesen abenteuerlichen Ausflügen fühlte ich mich frei wie der Wind und war einfach nur glücklich, nur mit meinem Pferd und ohne Sicherheitsbeamte unterwegs. Aber auch diese Freiheit schien nur von kurzer Dauer zu sein.

Vom Bundeskriminalamt in Wiesbaden kam die Anweisung, dass ich künftig jeden geplanten Ausritt mit Mister Higgins einen Tag vorher anzumelden hätte und zudem bei diesen Ausflügen von zwei berittenen Polizisten begleitet werden solle. Ich rebellierte und flehte meine Mutter an, mir das kleine bisschen Freiheit doch zu erhalten, doch sogar sie war gegen diese Anweisung machtlos.

So kam es, dass ich in der darauffolgenden Woche artig am Vortag meinen geplanten Ritt durch das Gelände ankündigte.

Am nächsten Tag erschienen prompt zwei Beamte hoch zu Ross zur angegebenen Zeit im Reitstall. Niedergeschlagen und lustlos sattelte ich Mister Higgins und ritt, gefolgt von der Polizei, in Richtung Wald. Ich weiß noch, dass mir die Tränen über die Wangen liefen, empfand ich doch diese Situation als eine kaum erträgliche Beschneidung meiner einzig verbliebenen Freiheit.

Die Polizisten hielten konsequent einen Abstand von zehn Metern ein, und plötzlich hatte ich einen Geistesblitz. Ich saß doch auf einem für die Rennbahn trainierten Pferd! Und ich wollte diesen Ausritt unbedingt allein erleben. Also wurde ich wieder zu Winnetou und machte mich ganz leicht: «Iltschi, wir werden von zwei bewaffneten Cowboys verfolgt. Lass uns abhauen!» Zugleich gab ich meinem Pferd die Zügel frei; er schoss wie ein Pfeil los und hinterließ nur eine Staubwolke. Natürlich bemühten sich die beiden Polizisten, mir zu folgen, aber nach kurzer Zeit hatten wir sie abgehängt.

Frustriert kehrten die beiden Sheriffs zum Reitstall zurück und machten erst einmal Meldung. Am nächsten Tag rief der damalige Chef des Bundeskriminalamts meine Mutter an und berichtete ihr von dem Vorfall. Meine Mutter hörte sich die Geschichte in Ruhe an und meinte nur: «Wenn es meiner Tochter gelingt, Ihren Polizisten zu entkommen, dann wird sie auch jeder anderen Bedrohung davongaloppieren.»

Damit war das Thema berittener Polizeischutz ein für alle Mal erledigt.

In den Sommerferien verbrachte ich dann drei Wochen in der Landesreitschule in Wülfrath; als meine Mutter mich abholte, sagte Albert Brandl, der Leiter der Reitschule, zu ihr: «Lassen Sie Ihre Tochter hier, die hat viel Potenzial, aus der mache ich eine richtig große Reiterin.»

Ich war völlig begeistert: Toll, keine Schule mehr! Aber meine Mutter schüttelte nur den Kopf: «Kommt überhaupt nicht in Frage. Die macht erst ihr Abitur, danach können Sie sie noch mal selbst fragen. Vorher geht gar nichts.»

Ich fand das sehr schade, denn damals wäre ich gern Dressurreiterin geworden. Aber nach dem Abi, da behielt meine Mutter recht, galt mein Interesse ausschließlich dem Studium der Medizin.

Doch in diesem Sommer 1977 lag mein Glück noch auf dem Rücken der Pferde, und ich ritt oft mit meinen Freundinnen aus. An einem Samstag kehrten wir von einem langen Ausritt zurück, versorgten die Pferde und fuhren anschließend voller Vorfreude in die Stadt. Wir wollten in eine frühe Abendvorstellung gehen, in einen Film, der erst ab sechzehn freigegeben war. Ich persönlich hatte ein spezielles Interesse an ihm, obwohl ich das noch nicht zu formulieren wusste. Der Film hieß «Bilitis». Wir alle hatten in der Bravo Bilder aus dem Film gesehen und waren sehr aufgeregt. Weil ich in unserer Gruppe die Größte war, sollte ich an die Kinokasse gehen und die Karten kaufen. Ich wollte den Film unbedingt sehen und schaute voller Entschlossenheit die Kassiererin möglichst sechzehnjährig an. Und offensichtlich war ich überzeugend, denn ruckzuck hatte ich für meine Freundinnen und mich Karten in der Hand. Als ich sie verteilte, kam plötzlich der Ältere meiner beiden Sicherheitsbeamten auf mich zu und sagte: «Cornelia, da kannst du nicht rein, der Film ist erst ab sechzehn freigegeben.»

«Natürlich gehe ich da rein», gab ich ihm zur Antwort. «Ich habe eine Karte. Hallo?!»

«Du darfst da nicht rein», wiederholte der Beamte.

Ich dachte nur: Du kannst mich mal, aber so was von.

130

Er konnte uns nicht davon abhalten, den Kinosaal zu betreten, und wir setzten uns geschlossen in eine Reihe. Doch als der Film begann, bemerkte ich, dass jemand mit einer Taschenlampe den Saal absuchte. Schließlich blieb dieser Mann, der Besitzer des Kinos, neben unserer Reihe stehen, hinter ihm der Sicherheitsbeamte. Der zeigte jetzt auf mich und sagte:

«Die da!»

Der Kinobesitzer fragte: «Entschuldigung, sind Sie schon sechzehn?»

«Selbstverständlich», erwiderte ich.

«Dann möchte ich Ihren Ausweis sehen.»

«Den habe ich vergessen, er liegt zu Hause.»

Es folgten noch die üblichen Sätze, die man in einer solchen Situation wechselt, und um mich herum zischten schon genervte Zuschauer: «Pssst! Ruhe!» Schließlich forderte mich der Kinobesitzer auf, das Kino zu verlassen. Was für eine Demütigung! Alle anderen durften sitzen bleiben, nur ich musste wie ein bedröppelter Hund gehen. Tränen der Wut schossen mir in die Augen, und gleichzeitig dachte ich: Um Himmels willen, was machst du jetzt?

Als ich draußen vor dem Kino stand, vor mir der Marktplatz mit seinen historischen Gebäuden, fing ich auf einmal an zu laufen. Meine Beine hatten sich selbständig gemacht. Und ich schrie: «Hilfe, ich werde verfolgt! Ich werde verfolgt!» Was ja stimmte, denn die Sicherheitsbeamten hatten sich ebenfalls in Bewegung setzen müssen. Für die Passanten, die die Szene beobachteten, muss es tatsächlich so ausgesehen haben, als würden die beiden Männer mir nachstellen, und weil sie auch noch gesehen hatten, dass beide eine Waffe trugen, versuchten sie, meine Beschatter zu stoppen, und riefen nach der Polizei.

Ich rannte und rannte, vom Marktplatz bis zur Villa Hammerschmidt, ohne eine Pause einzulegen, und kam völlig verschwitzt und heulend zu Hause an. Meine Mutter war zu Hause, und ich erzählte ihr sofort, was passiert war. Sie nahm mich an der Hand und führte mich durch den Park zum Gebäude, in dem sich die Sicherheitsbeamten aufhielten; inzwischen wussten schon alle, dass ich dem Begleitschutz durch die Lappen gegangen war.

Meine Mutter fragte: «Wer war's?»

«Der da!» Ich wies mit dem Finger auf den Beamten, der mich aus dem Kino herausgeholt hatte.

Und meine resolute Mutter baute sich vor dem Beamten auf: «Passen Sie mal auf. Sie sind ausschließlich für die Sicherheit meiner Tochter verantwortlich. Für Moral und Erziehung bin ich zuständig. Das war Ihr letzter Tag, darauf können Sie gefasst sein.»

Und so kam es dann auch, ich sah ihn nie wieder. Man hatte ihn versetzt.

PRINZESSIN IM HERBST

Natürlich wurde bei uns zu Hause viel über Politik gesprochen, aber ich verstand wenig davon. Worüber sprachen die eigentlich? Mein Vater machte sich oft die Mühe, mir das eine oder andere zu erklären, insbesondere dann, wenn ich nachfragte. Dabei hatte er aber auch ein hintergründiges Interesse: Er wollte, dass ich einmal den JuLis beitrat, den Jungen Liberalen. Als ich älter wurde, sympathisierte ich jedoch mit der Sozialistischen Jugend Deutschlands, den Falken, einem Kinder- und Jugendverband, der einst aus der sozialistischen Arbeiterbewegung hervorgegangen war. Und das sagte ich ihm auch. Ein wenig Protest musste einfach sein.

Meine Mutter hingegen hatte eine durch und durch liberale Haltung; in dieser Hinsicht harmonierten Walter und Mildred.

Viele Politiker gingen bei uns ein und aus; auch der regierende SPD-Kanzler Helmut Schmidt kam abends häufig vorbei. Er war unser unmittelbarer Nachbar, und auch jedes Jahr in der Silvesternacht, auf dem Geburtstagsfest meiner Mutter, ein gern gesehener und beliebter Gast.

Dieser feierliche Abend begann immer mit dem Begrüßungschampagner und einem unvermeidlichen Kaviarhäppchen im großen Eingangsfoyer. Eines Silvesterabends, ich hatte ein neues und todschickes, langes Abendkleid an, zögerte ich mein Erscheinen im Foyer so lange hinaus, bis sich dort ausreichend

Gäste eingefunden hatten. Dann setzte ich mich seitwärts auf das breite Geländer unserer großen Treppe und glitt elegant und elfengleich hinab, um im richtigen Augenblick den Absprung zu finden und zu landen. Diese Kür beherrschte ich aus dem Effeff, da ich ausschließlich auf dem Geländer rutschend die Treppe passierte. An diesem Abend wurde mein Auftritt mit einem kleinen Applaus einzelner Gäste belohnt. Plötzlich kam Helmut Schmidt auf mich zu und sagte: «Was du kannst, kann ich schon lange!»

In Windeseile lief er die Treppe hinauf, setzte sich oben aufs Geländer und tat es mir gleich. Schon in der großen Kurve, der ersten und einzigen Schikane, erkannte ich, dass er diese mit viel zu hohem Tempo nahm. Das mag wohl daran gelegen haben, dass seine Smoking-Hose aus reiner Seide bestand. Das geht ins Auge, dachte ich und schickte schnell ein kleines Stoßgebet zum Himmel. Doch vergeblich, denn er wurde auf den letzten Metern immer schneller und schoss dann pfeilschnell in die Gästeschar. Ein Oberkellner mit einem Tablett voller Kaviarhäppchen bremste diesen Flug unter Einsatz seines Körpers, und beide landeten unsanft auf dem Parkett. Helmut Schmidt, dem kleine schwarze Kaviarkügelchen vom Kopf rollten, fragte nur trocken: «Och, war ich das?», stand auf, schüttelte sich kurz und griff unter Applaus zu einem Glas Champagner.

In der Politik hatte er allerdings mit wirklichen Herausforderungen zu kämpfen, denn aufgrund der Geiselnahmen und Erpressungen der Rote Armee Fraktion (RAF) erlebte die Bundesrepublik eine der schwärzesten Zeiten. Diese Gewalt stellte die Regierung unter Schmidt vor schwierige Entscheidungen: Sollte der Staat den Forderungen der Terroristen nachgeben? Er würde sich dadurch erpressbar machen. Oder sollte man hart bleiben und damit womöglich auch das Leben weiterer Bürger riskieren?

1974, wenige Monate nach unserem Einzug in die Villa Hammerschmidt, wurde der Präsident des Berliner Kammergerichts Günter von Drenkmann in seinem Haus durch Terroristen der Bewegung «2. Juni» von tödlichen Schüssen getroffen (kein Wunder, dass der Begleitschutz bei uns verstärkt wurde). Nur knapp vier Monate später, am 27. Februar 1975, verschleppte man den CDU-Politiker Peter Lorenz, Vorsitzender seiner Partei in Berlin und Spitzenkandidat für das Amt des Regierenden Bürgermeisters, aus seinem Dienstwagen in einen Keller in Berlin-Kreuzberg. Wieder war dafür die Bewegung «2. Juni» verantwortlich. Nach fünf Tagen Geiselhaft wurde er gegen fünf in den Südjemen ausgeflogene Terroristen ausgetauscht – das einzige Mal, dass die Regierung sich den Bedingungen zur Freilassung fügte.

Am furchtbarsten war das Jahr 1977, die Monate, die als «Deutscher Herbst» in die Geschichte der Bundesrepublik eingingen, obwohl alles schon im April begonnen hatte, mit der Tötung von Generalbundesanwalt Siegfried Buback, der auf dem Weg zum Bundesgerichtshof in seinem Mercedes erschossen wurde. Im Juli traf es Jürgen Ponto, Vorstandsvorsitzender der Dresdner Bank, die Täter brachten rote Rosen mit. Im Oktober entführte man Hanns Martin Schleyer in Köln – nach vierundvierzig Tagen Geiselhaft ermordete man auch den Arbeitgeberpräsidenten. Im Monat Oktober wurde die Lufthansa-Maschine «Landshut» gekapert, mit sechsundachtzig Geiseln an Bord. Somalias Diktator Siad Barre erlaubte es der deutschen Anti-Terror-Einheit GSG 9, die Boeing zu stürmen, und so konnten alle verbliebenen Geiseln, bis auf den zuvor hingerichteten Piloten Jürgen Schumann, freikommen. Der Preis, den Helmut Schmidt dafür zahlen musste, war hoch: Der unberechenbare Barre erhielt offenbar Geld und Waffen von Deutschland.

Es werden keine einfachen Gespräche gewesen sein, die mein Vater und unser Nachbar führten.

Vor Helmut Schmidt war Willy Brandt Kanzler gewesen, der zurücktrat, weil Günter Guillaume, engster Mitarbeiter von Brandt, als DDR-Spion aufgedeckt worden war. Doch auch nach dem Rücktritt blieb der intensive Austausch zwischen Walter Scheel und Willy Brandt bestehen. Meine Eltern waren sehr eng mit der Familie Brandt befreundet; besonders Rut Brandt und meine Mutter verband eine große Zuneigung, wenn nicht sogar Freundschaft. Die beiden telefonierten mehrmals die Woche und tauschten sich über Sorgen, Nöte und Erlebnisse mit ihren zu der Zeit besonders geforderten Ehemännern aus. Im Januar 1973 flogen wir dann alle gemeinsam nach Fuerteventura: Rut, Willy, Matthias, meine Eltern und ich.

Ich erinnere mich gern an die gemeinsamen Wochen, denn jeder kam auf seine Kosten. Die beiden gestandenen Politiker entspannten sich bei gutem Wein und erlesenen Zigarren, Rut und Mildred lagen am Strand in der Sonne, und von Zeit zu Zeit ertönte ihr vergnügtes Lachen, das mit Sicherheit bis zur Nachbarinsel zu hören war. Matthias und ich unternahmen Ausflüge mit dem Jeep, gefahren von ortskundigen Sicherheitsbeamten, und lieferten uns fast jeden Tag Eselwettrennen am Strand. Noch heute wurmt es mich, dass Matthias jedes, und ich betone, *jedes* Rennen auf den störrischen Vierbeinern gewann.

Zusammen hatten wir auch, noch vor unserem Umzug in die Villa Hammerschmidt, Theater gespielt; wir führten «Dornröschen» im Bonner Jugendtheater auf, ich war neun Jahre alt. Bei dieser Aufführung spielten auch noch andere Politikerkinder mit, unter anderem Sibylle Ahlers, die Tochter von Conrad Ahlers, damals Bundestagsabgeordneter der SPD. Sibylle musste die Rolle des Küchenjungen übernehmen, weil sie so klein war, und Matthias Brandt spielte den König. Ich war zwar noch nicht «Prinzessin Hammerschmidt», durfte aber die namensgebende royale Schlafmütze mimen. Nun war Matthias zwar nicht der Prinz, der mich wachküsste, sondern nur der Vater der müden Prinzessin, aber immerhin habe ich mit ihm, der heute einer der profiliertesten Schauspieler Deutschlands ist, auf den Brettern, die die Welt bedeuten, gestanden. Das kann nicht jede von sich sagen!

Die zweite Aufführung war an einem Sonntag, genau gesagt am 19. November 1972 – ein bedeutender Tag, an dem auch die erste vorgezogene Neuwahl in der Bundesrepublik Deutschland stattfand. In der ersten Reihe des kleinen Theaters saßen am Nachmittag die Ehepaare Brandt, Ahlers und Scheel, die alle vormittags zur Wahl gegangen waren. Nachdem ich von meinem Prinzen aus dem hundertjährigen Schlaf geküsst wurde, schritt ich zur Bühnenrampe und begann meinen Monolog: «Ja, ja, ein Tag wie dieser heutige bringt es mit sich, einmal über das Leben nachzudenken.» Der ganze Saal brüllte, aber ich hatte die tagespolitischen Ereignisse nicht auf dem Schirm und war irritiert und verunsichert. Zog ich etwa 'ne Rolle Klopapier hinter mir her?

Im Anschluss an die nachmittägliche Aufführung widmeten sich die Väter wieder der großen politischen Bühne und fuhren zurück in ihre Parteizentralen, warteten gespannt die ersten Hochrechnungen ab, feierten und gaben bis in die tiefe Nacht

Interviews zum erfolgreichen Wahlergebnis. Gespannt schaute ich mir an diesem Abend zusammen mit unserem Kindermädchen die Interviews meines Vaters an – und war ein wenig enttäuscht, dass Papa so gar nichts von unserem schönen Theaterstück erwähnte.

15:LOVE

Ich wollte wie meine Mutter den Menschen helfen, wollte mir viel Zeit für sie nehmen, sah mich als Allgemeinmedizinerin mit einer kleinen Praxis – auf keinen Fall wollte ich wie sie eine Röntgenologin werden. Getrieben von meinen Idealen, machte ich dann auch mit fünfzehn in der zweiten Hälfte meiner Sommerferien mein erstes Praktikum in einem Krankenhaus – in den nächsten Sommerferien setzte ich es fort. Eigentlich war ich zu jung dafür, aber niemand hatte mich nach meinem Alter gefragt – meinen erwachsenen Blick hatte ich ja schon an der Kinokasse geprobt.

Eingesetzt wurde ich in der chirurgischen Abteilung, ich unterstützte die Schwestern beim Bettenmachen, beim Austeilen des Essens, doch ich durfte mich auch ans Bett der Kranken setzen und mit den Patienten reden, erfuhr von Ängsten, auch was die bevorstehende Operation betraf. Schon oft hatte ich beobachten können, wie meine Mutter einem Menschen ihre ungeteilte Aufmerksamkeit schenkte, wenn er sie um einen medizinischen Rat bat; es schien dann so, als sei sie mit dieser Person an einem anderen Ort. Gerade aus dem politischen Umfeld meines Vaters kamen häufig hilfesuchende Menschen in die Villa Hammerschmidt und wandten sich an meine Mutter; in diesen Kreisen gab es nicht so viele Mediziner, denen man sich hätte anvertrauen können. Nie war ihr das lästig, sie ging immer auf diese

Menschen ein – vielleicht war sie auch froh, dass ihre Fähigkeiten gefragt waren, dass sie vermitteln konnte: «Morgen rufe ich da und dort an, dann haben Sie ein Bett. Das muss unbedingt abgeklärt werden.»

Besonders für die Frauen hochrangiger Politiker war sie eine entscheidende Anlaufstelle, und die Damen waren bei ihr auch an der richtigen Adresse, denn meine Mutter stand ihnen sofort mit Rat und Tat zur Seite.

Schon sehr jung hatte ich begriffen, wie wichtig und sinnvoll ihr Beruf für die Menschen war, und nun machte ich eine ähnliche Erfahrung, wenn ich, ohne auf die Uhr schauen zu müssen, am Bett der Kranken deren Geschichten anhörte. Das führte auch dazu, dass ich voller Freude frühmorgens auf meinem Fahrrad zum Krankenhaus fuhr. Ich hatte Frühschicht und musste zu einer Zeit aufstehen, die mir sonst gar nicht gefiel, schon gar nicht in den Ferien, aber das war mir egal.

Empathie und Respekt im Umgang mit Patienten waren bei mir jedoch nicht von Anfang vollständig ausgebildet. Vor einigen Jahren war ich zu Gast bei einer Fernsehproduzentin, die ihren Geburtstag im großen Kreis auf ihrer weitläufigen Dachterrasse feierte, als sich ein freundlicher älterer Herr zu mir setzte und mich begrüßte: «Ach, das ist also aus der kleinen Cornelia geworden, die vor vielen Jahren unsere Goldfische gemopst hat.»

Er stellte sich mir als der damalige Chefarzt der Universitäts-Augenklinik Bonn vor und erinnerte mich an eine lang zurückliegende Geschichte.

Ich war ein sehr freches und wildes Kind und machte mir wenig Gedanken um Regeln und Konventionen. In den ersten Jahren in Bonn wohnten wir auf dem Venusberg schräg gegenüber eben jener Augenklinik, und der herrliche Park auf der Rückseite dieses Gebäudes war eine meiner bevorzugten Spielstätten. Im Park befand sich ein kleiner Teich, in dem zwei Goldfische ihre Runden drehten, um den Teich herum standen kleine Bänke, auf denen die Patienten bei schönem Wetter ein wenig Erholung und Abwechslung fanden. Die beiden Bewohner des Teiches hatten es mir aber am meisten angetan, und so beschloss ich eines Tages, ich war sechs Jahre alt, diesen Fischen ein paar Wochen Sommerferien in meinem leer stehenden Aquarium zu gönnen.

Mit der festen Überzeugung, die Patienten dieser Klinik seien ohnehin alle blind, machte ich mich eines Nachmittags ausgerüstet mit einem Eimer auf den Weg, um meinen diebischen Plan in die Tat umzusetzen. Am Teich angekommen, zog ich meine Schuhe aus, krempelte meine Hose hoch und stieg in das kleine, seichte Gewässer, und nach weniger als zehn Minuten schwammen Henriette und Wilma, so hatte ich die beiden schon Wochen vorher getauft, ein wenig irritiert in meinem Eimer herum. Glücklich und voller Stolz ging ich mit meiner fangfrischen Beute nach Hause und versteckte meine beiden neuen Mitbewohnerinnen in meinem schon vorbereiteten Aquarium. Es dauerte keine Stunde, da klingelte es an unserer Haustür, und nur wenig später hörte ich den lauten und bestimmten Ruf meiner Mutter: «Cornelia, komm auf der Stelle zu mir!»

Mit weichen Knien stieg ich die Treppe herunter und sah meine Mutter mit einem fremden Mann an unserer Eingangstür stehen. Er gab mir freundlich die Hand und stellte sich mir vor: «Guten Tag, ich bin der leitende Chefarzt der Augenklinik und bitte dich, die beiden Fische wieder in den Weiher zurückzubringen. Viele Patienten sind sehr traurig über das Fehlen der beiden Goldfische.»

Ich erwiderte: «Ich wollte sie doch nur kurz ausleihen, weil mir ihre Farbe so gut gefällt. Wie haben die Kranken das denn gemerkt? Die sehen doch alle nix mit ihren Verbänden über den Augen. Deshalb sind sie doch in Ihrer Augenklinik.»

Meine Mutter, sichtlich erbost über meine freche Antwort, wartete die Antwort des Doktors nicht ab, sondern verabschiedete ihn mit den Worten: «In spätestens einer halben Stunde sind die Fische wieder da, wo sie hingehören.»

Sie schloss die Tür, und es folgte ein großes Donnerwetter, eingeleitet von einer saftigen Backpfeife. Schuldbewusst und mit hängenden Schultern brachte ich Henriette und Wilma wieder zurück in ihren kleinen Teich. Ich schämte mich in Grund und Boden und hatte den Patienten gegenüber ein furchtbar schlechtes Gewissen.

Viele Jahre später erzählte mir mein Vater, dass Mildred am Abend dieses Tages Tränen gelacht hatte, als sie ihm von dem Vorfall berichtete. Eigentlich fand sie meine Argumentation nämlich brüllkomisch, auch wenn sie die Tat selbstverständlich nicht gutheißen konnte.

Jahre später, ich war bereits auf dem Gymnasium in der Mittelstufe, berichtete ich ihr von einem sehr speziellen Referat, das ich im Biologieunterricht gehalten hatte. Unser damaliger Referendar, der pädagogisch einige Defizite aufzuweisen hatte, war bei uns nicht besonders beliebt, und ich nahm ihn auch nicht so richtig ernst. Er bearbeitete mit uns das Thema Insekten, und jeder Schüler erhielt die Aufgabe, ein Referat über ein Insekt seiner Wahl zu halten. Ich hatte keine Lust darauf und beschloss, mir ein Insekt auszudenken. Und so erfand ich die Sakristeiwanze. Hoch motiviert improvisierte ich einen Stammbaum, beschrieb detailgenau die Physiognomie der fiktiven Wanzen und widmete mich auch ausführlich den bevorzugten Lebensräumen sowie der für Wanzen untypischen Ernährung. Am Ende meines Vortrags bekam ich für mein Werk die Note Eins minus, und als ich meiner Mutter diese Geschichte beim Mittagessen erzählte, brach sie in lautes Gelächter aus und bestand darauf, das Referat lesen zu dürfen. Sie war restlos begeistert und meinte augenzwinkernd, dass ich dafür auch eine glatte Eins verdient hätte. Ich war ein wenig überrascht über ihre coole Reaktion; irgendwie hatte ich wieder mit einer Art «Goldfisch-Donnerwetter» gerechnet.

In der nächsten Stunde sprach mich der Referendar auf mein Referat an: «Cornelia, ich habe sämtliche Fachbücher über Insekten studiert, aber nirgendwo fand ich einen Hinweis auf diese Wanzenart. Kannst du mir deine Quelle verraten?» In diesem Moment konnte ich mein Lachen nicht mehr zurückhalten und gestand, dass diese Wanze nur in meiner Phantasie existierte. Meine Mitschüler, die den ganzen Unsinn fein säuberlich mitgeschrieben hatten, waren sauer, und ich rechnete damit, auf der Stelle zum Direktor der Schule geschickt zu werden. Doch der Referendar sagte nur knapp: «An der Qualität deines Referats ändert das ja nichts, ich gebe dir jedoch nur noch eine Zwei plus in Ermangelung eines Exemplars des beschriebenen Insekts.»

Abgesehen davon gab es in dieser Lebensphase leider nicht mehr viel zu lachen; ich war mitten in der Pubertät, und die innige Beziehung zwischen meiner Mutter und mir wurde auf eine harte Probe gestellt, was nicht zuletzt damit zu tun hatte, dass ich mich mehr zu Frauen hingezogen fühlte als zu Männern. Ich war verunsichert – natürlich gab es Jungs, mit denen ich ungestört das Küssen ausprobierte, doch ich empfand nicht die geringste Spur von Leidenschaft. Es gab damals noch keine Vorbilder;

Martina Navrátilová, eine der erfolgreichsten Tennisspielerinnen aller Zeiten, bekannte sich erst 1980 zu ihrer Homosexualität, aber vorher hatte keine Prominente je publik gemacht, dass sie Frauen liebte (ebenso wenig outeten sich männliche Stars).

Ich wusste also von niemandem, der ähnlich fühlte wie ich, war überzeugt, ich sei allein auf der Welt und wollte das alles nicht wahrhaben. Und was bislang nicht vorgekommen war: Ich wollte mich auch meiner Mutter nicht anvertrauen, sondern machte komplett dicht – und wurde dadurch noch unglücklicher. Und dann eskalierte es, denn ich hatte dann tatsächlich meine erste wirkliche Beziehung zu einer Frau.

Meine Mutter hatte nicht die geringste Ahnung, was mich beschäftigte, und unser Verhältnis war zu diesem Zeitpunkt angespannt, zumal ich übellaunig durchs Leben ging und alles ablehnte, was mein Elternhaus betraf. Mit sechzehn begegnete ich einer Frau, die meine erste große Liebe wurde: meine Reitlehrerin, um einiges älter als ich. Es entwickelte sich eine leidenschaftliche Beziehung, die leider unserem Umfeld nicht verborgen blieb. Meine Mutter wurde von den Besitzern des Reitstalls darüber informiert und ertappte uns im Bett in flagranti. Resolut, wie sie nun einmal war, zog sie mich heraus, packte mich ins Auto, und wir fuhren mit einem Affenzahn nach Hause. Dabei redete sie ohne Punkt und Komma auf mich ein. Von diesem Monolog erinnere ich nur noch, dass sie mir jeglichen Kontakt zu meiner Freundin verbot.

Ich konnte nicht fassen, dass meine Mutter so harsch reagierte, hatte ich doch immer beobachten können, dass sie sich sehr gut mit Frauen verstand – und mein Schmerz war groß. So groß, dass meine Liebste und ich dieses Verbot zum Anlass nahmen, einen Entschluss zu fassen. Wir wollten unserem Leben ein

Ende setzen; es tat alles viel zu weh, und wir wollten nicht so weitermachen, als wäre nichts gewesen. Der emotionale Aufruhr in mir war einfach zu lange unterdrückt worden, sodass ich keinen anderen Ausweg sah.

Schon am nächsten Tag wollten wir unser Vorhaben in die Tat umsetzen. Ich schwänzte die Schule und ging, bewaffnet mit Schlaftabletten aus dem üppig gefüllten Arzneimittelschrank meiner Eltern, zum Bahnhof, um nach Essen zu fahren, wo meine Freundin auf mich wartete. Gemeinsam wollten wir sterben, Hand in Hand, in einem nahegelegenen Wald.

Wir setzten uns auf den Waldboden, lehnten uns an einen Stamm, teilten die Tabletten auf und spülten sie mit Limonade hinunter. Das Zwölf-Uhr-Läuten war das Letzte, was ich noch hörte, bevor ich in einen komatösen Schlaf fiel. Nach vierundzwanzig Stunden kam jede von uns wieder zu sich, die Sonne stand genauso hoch am Himmel wie am Tag zuvor. Da es Sommer war, froren wir nicht; es fühlte sich alles nur ein wenig taub an. Wir hatten also das Bewusstsein wiedererlangt und mussten feststellen, dass unser Plan gescheitert war. Zunächst. Denn der Wille, gemeinsam aus dem Leben zu scheiden, war nach wie vor ungebrochen.

Noch völlig benebelt torkelten wir tiefer in den Wald und überlegten, was wir tun könnten, welche Möglichkeiten es gab, um Suizid zu begehen. Schließlich fand ich, fast verdeckt zwischen vertrockneten Blättern, auf einem kleinen Pfad eine Glasscherbe, und wir entwickelten den dramatischen Plan, uns auf einem Hochsitz, den wir zwischenzeitlich entdeckt hatten, die Pulsadern aufzuschneiden. Ich versuchte als Erste, die Leiter zu erklimmen, trat aber bei der vorletzten Sprosse daneben und fiel wie ein Stein gut drei Meter tief. Als ich auf dem Boden aufschlug, hörte ich ein lautes Krachen und spürte sofort einen stechenden Schmerz in meinem linken Sprunggelenk. Auf seltsame Weise kehrte in diesem Moment mein Lebenswille zurück, und ich rief meiner Freundin zu: «Ich will nicht mehr sterben, und ich möchte auch nicht, dass du dir etwas antust!» Ich weiß noch, wie erleichtert ich darüber war, dass sie zustimmte und mich danach durch den Wald bis zu einem Restaurant schleppte. Dort verwehrte man uns jedoch den Eintritt; wir müssen wirklich gespenstisch ausgesehen haben. Also setzten wir unseren beschwerlichen Weg fort, bis wir endlich den Hauptbahnhof von Essen erreichten.

Von einer Telefonzelle aus rief meine Freundin ihre Schwester an und ich meine Mutter. Wir baten beide um Hilfe, und sofort machten sich unsere Retterinnen auf den Weg, hörbar erleichtert, denn alle hatten sich natürlich schon gesorgt.

Meine Freundin brachte mich zu einer kleinen Imbissbude und sagte: «Bleib hier sitzen, ich hole uns erst mal was Anständiges zu essen und zu trinken.» Schnell kam sie mit zwei eiskalten Cola und zwei dampfenden halben Hähnchen zurück, und ausgehungert, wie wir waren, machten wir uns sofort über dieses Festmahl her. Nie zuvor und auch nicht mehr danach habe ich ein solch köstliches Mahl zu mir genommen; mit der zurückgekehrten Gier nach Leben genoss ich jeden Bissen und jeden Schluck auf bis dahin ungekannte Art.

Als meine Mutter nach einer knappen Stunde auftauchte – von Bonn nach Essen sind es rund hundert Kilometer –, stellte sie keine Fragen, ignorierte meine Freundin und konzentrierte sich allein auf meinen Fuß. «Der ist gebrochen. Ich muss dich ins Krankenhaus fahren.» Widerstandslos humpelte ich mit ihr zum Auto. Zum Glück war fast gleichzeitig die Schwester meiner

Freundin am Bahnhof eingetroffen, sodass ich sie nicht allein zurücklassen musste.

Meine Mutter fuhr mich zunächst nach Hause, damit ich mir den halben Wald vom Körper duschen konnte, dann brachte sie mich ins Krankenhaus. Nachdem sich ihre Diagnose mal wieder bestätigt hatte, wurde ich stationär aufgenommen, und sie setzte sich zu mir ans Bett. Erst jetzt sah ich den großen Schmerz in ihren Augen. Sie hatte in der Nacht, in der ich nicht nach Hause gekommen war, vor lauter Kummer kein Auge zugetan und wirkte völlig verzweifelt.

An diesem Tag sprachen wir noch lange und sehr ehrlich miteinander. Sie fragte mich, warum ich kein Vertrauen zu ihr habe und mich so vor ihr verschließen würde, und ich antwortete, dass ich nichts von mir und meinem Leben erzählen wolle, da es immer in einer Schimpftirade ende.

Daraufhin sagte sie: «Mausezahn, ich bin doch deine Mutter. Du kannst mir alles erzählen.»

Ich nutzte die Chance: «Okay, Mama. Ich rauche.»

Das war so ziemlich das Schlimmste, was ich der Gründerin der Deutschen Krebshilfe um die Ohren hauen konnte. Sie wurde kreideweiß, atmete tief und sagte mit heiserer Stimme: «Und? Schimpfe ich jetzt? Ich bin froh, dass du mir das anvertraut hast, Kind.»

Als sie sich auf den Heimweg machte, war es schon Abend geworden. Ich dachte über unser Gespräch nach. Über meine Freundin hatten wir kein Sterbenswort verloren, und bevor ich weiter darüber grübeln konnte, kam die Nachtschwester in mein Krankenzimmer und sagte: «Deine Mutter hat mich gerade im Schwesternzimmer mit meiner Zigarette gesehen und zu mir gesagt, ihre Tochter würde auch so gerne rauchen. Ich soll dich doch bitte zu mir ins Zimmer rollen, damit wir dort gemeinsam eine rauchen können.»

Als ich aus dem Krankenhaus entlassen wurde, hatte ich um des lieben Friedens willen beschlossen, keine Frauen lieben zu wollen. Als wenn man das einfach beschließen könnte; aber ich versuchte es und präsentierte kurz darauf einen potenziellen Schwiegersohn. Das, was im Wald passiert war, wurde nie mehr erwähnt. Es war wie ausradiert.

Ich machte mit, wohl wissend, dass ich mich im Grunde selbst belog. Mit meinem Freund war ich viele Jahre zusammen; er war sehr feminin, und wir studierten gemeinsam Medizin.

Heute, im Rückblick, finde ich es sehr bedauerlich, dass ich nie mit meiner Mutter über meine Liebe zu Frauen gesprochen habe. Es ist ein großes Versäumnis. Doch als sie krank war, traf ich die Entscheidung, sie nicht mehr darauf anzusprechen.

IHRE KAMPFANSAGE – IHR LEBENSWERK

Mit meinem Mini fahre ich von Köln nach Bonn. Ziel meiner nächsten Unternehmung ist die Buschstraße 32, der neue Sitz der Deutschen Krebshilfe. Meine Fahrt führt mich auch über die Adenauerallee, und so erblicke ich hinter hohen Zäunen in einer alten Parklandschaft die Villa Hammerschmidt, so strahlend weiß, dass es fast schon unwirklich aussieht. Hier habe ich mit meiner Familie fünf lange Jahre gelebt, und ich denke mit gemischten Gefühlen an die Zeit «im goldenen Käfig» zurück.

In ebendieser berühmten Villa Hammerschmidt gründete meine Mutter 1974 die Deutsche Krebshilfe. Ebenso wie ihre Vorgängerinnen, die Gattinnen der ersten drei Bundespräsidenten, hatte sie die Möglichkeit, sich eine gemeinnützige Aufgabe zu suchen. Die Ehefrau des ersten Bundespräsidenten, Elly Heuss-Knapp, gründete das Müttergenesungswerk. Ihre Nachfolgerin, Wilhelmine Lübke, gründete zusammen mit ihrem Mann 1962 das Kuratorium Deutsche Altershilfe und erfand Essen auf Rädern. Sie stand übrigens meiner Mutter bei der Gründung der Deutschen Krebshilfe mit Rat und Tat zur Seite. Die dritte Präsidentengattin, Hilda Heinemann, war als Schirmherrin des Müttergenesungswerks, bei Amnesty International sowie dem Deutschen Frauenring engagiert.

Damals, Mitte der siebziger Jahre, war die Situation an Krebs erkrankter Menschen dramatisch. Wer vom Arzt diese Diagnose gestellt bekam, fühlte sich oft allein gelassen, wurde operiert und/oder bekam eine Strahlentherapie verabreicht. Wer fragte, ob es noch weitere Behandlungsmöglichkeiten gab, erhielt ein Schulterzucken und ein «Nein» als Antwort. Messer und Strahlen waren die beiden Alternativen, mit geringen Aussichten auf wirkliche Heilungschancen. Zudem fühlten sich die Betroffenen auch stigmatisiert, da das Umfeld Abstand nahm. Krebs war ein Tabu; wer daran erkrankte, konnte kaum darüber reden, weder mit Freunden noch am Arbeitsplatz. Betroffene waren oft zum Schweigen verdammt.

Für meine Mutter lag es auf der Hand, dass sie dieser heimtückischen Krankheit den Kampf ansagen musste. Krebs sollte mit Hilfe von Aufklärung aus der Tabuzone geholt werden, die Forschung musste vorangetrieben und die Nachsorge der Patienten verbessert werden. Mit diesem festen Vorhaben gründete meine Mutter am 25. September 1974 die Deutsche Krebshilfe. Mit ihrem bekannten Elan widmete sie sich, damals einundvierzig, dieser sinnvollen und wichtigen Aufgabe, neben all den anderen Pflichten als First Lady.

Mit viel weniger Schwung nahm sie die repräsentativen Termine an der Seite ihres Mannes wahr. Sie liebte meinen Vater, und dafür war sie bereit, sich dem Protokoll unterzuordnen – oder, besser gesagt, es immer nach ihren Vorstellungen umzudeuten. Darin war sie groß; sie reagierte spontan, ungefiltert und bewegte sich gerne nach ihrem Bauchgefühl durch die Welt.

Mein Vater war gerade Bundespräsident geworden, als ein sehr wichtiger Empfang bevorstand – seine Amtseinführung. Meine Mutter, noch völlig unerfahren in diesen Dingen, bekam vom Protokollamt eine lange Liste mit «Dos und Don'ts». So las sie etwa unter dem Stichwort «Kleiderordnung», dass man als

Frau auf dem Kopf unbedingt einen Hut zu tragen hätte; es bestand also Hutpflicht, aber meine Mutter war nicht im Besitz eines einzigen Exemplars. Sofort rief sie ihre Freundin Margot Hielscher in München an und seufzte: «Du meine Güte, ich brauche schnellstmöglich einen Hut. Du bist doch modisch up to date, kannst du mir nicht ein paar Modelle von dir schicken, damit ich mir so ein Ding auf die Birne setzen kann?»

Margot Hielscher stellte sich vor ihre stattliche Sammlung von Hüten und überlegte, was Mildred denn zu Gesicht stehen könnte; sie entschied sich letztlich dafür, fünf Modelle aus ihrer Kollektion nach Bonn zu schicken, alle sehr geschmackvoll und dem Anlass der Amtseinführung entsprechend.

Als der große Tag gekommen war, schaltete Margot gespannt den Fernseher an, denn in den Nachrichten wurde ein Ausschnitt aus dem Festakt gezeigt. Doch was sah Margot Hielscher da? Meine Mutter «trug» erkennbar einen Hut – jedoch nicht auf dem Kopf, sondern lässig in der Hand. Frei nach dem Motto: «Seht her, ich trage einen Hut.»

Nie tat sie, was man von ihr forderte. Immer tat sie nur das, was sie wollte. Für meinen Vater, der das Protokoll in Perfektion beherrschte, sehr schwierig: Bei ihm saß das Haar stets perfekt, keine Locke tanzte aus der Reihe, er war immer dem Anlass entsprechend adrett gekleidet, bewegte sich routiniert auf dem politischen Parkett und war in der Lage, mit jedem und jeder den gewünschten Small Talk zu führen. Und genau das interessierte meine Mutter überhaupt nicht.

Für die Verantwortlichen des Protokolls wurde sie von Zeit zu Zeit zu einem wahren Albtraum. Stand beispielsweise ein Galadinner an, zu dem Menschen aus Politik, Wirtschaft und Kultur geladen wurden, entfernte sich meine Mutter häufig beim vorausgehenden Champagner-Empfang unauffällig, schwebte in ihrer mitunter gewagten Abendrobe durch die hohen Flügeltüren in den feierlich gedeckten Speisesaal und mischte dort die Karten neu – die Platzkarten, die nach streng protokollarischen Richtlinien im Vorfeld vor den jeweiligen Sitzplätzen aufgestellt wurden. Sie sah es überhaupt nicht ein, den gesamten Abend neben irgendeinem eitlen, selbstverliebten Wirtschaftsmogul mit Logorrhoe zu sitzen, und vertauschte seine Sitzkarte beschwingt mit der eines viel amüsanteren Unterhaltungskünstlers.

Ich parke direkt vor dem neuen Domizil der Deutschen Krebshilfe, einem weißen, langgestreckten und beeindruckenden Gebäude. Fast bin ich erschrocken, wie groß es ist. Dann aber denke ich: Das, was meine Mutter gegründet hat, ist ein Riesenapparat geworden. Die stetig wachsenden Aufgaben und die damit verbundene Verwaltung benötigen einfach so viel Raum.

Besonders der Spendenzulauf, der weiterhin enorm hoch ist, hätte sie wahnsinnig stolz gemacht. Dass Menschen die Arbeit der Deutschen Krebshilfe nach wie vor mit ihren Spenden unterstützen, ist ein deutliches Zeichen für ein ungebrochenes Vertrauen in das Lebenswerk meiner Mutter, in diese Institution, die das gespendete Geld ohne Zuschuss von öffentlichen Geldern dort einsetzt, wo es dringend gebraucht wird.

Gleich rechts neben dem Eingang in dem Gebäude hängt ein Foto der großen ZDF-Gala, *Treffpunkt Herz*, die am 14. Juni 1975 aufgezeichnet und am 4. Oktober desselben Jahres ausgestrahlt wurde. Es war die erste Fernsehsendung, in der Mildred Scheel zu Spenden aufrief. Peter Alexander moderierte und begrüßte in der Sendung die Crème de la Crème des deutschen

Fernsehens, ein Staraufgebot von vierzig Künstlern, das damals seinesgleichen suchte.

In der Mitte des Schwarzweißbildes steht meine Mutter in einem wunderschönen, bodenlangen Abendkleid, um den Hals eine zweireihige Perlenkette, das immer etwas wilde Haar, welches ihren Kopf weiträumig umrahmte, gezähmt. Wenn ihr etwas wichtig war, dann zog sie alle Register. Direkt daneben steht Peter Alexander in einem schwarzen Smoking mit Fliege. Die beiden werden umrahmt von Elisabeth Flickenschildt, Lilli Palmer, Marika Rökk, Jopie Heesters, Inge Meysel, Heidi Kabel, Theo Lingen, Gustav Knuth, Vico Torriani, Luise Ullrich, Gunter Sachs, Gisela Schlüter, Hans-Joachim Kulenkampff, Heinz Rühmann, Anneliese Rothenberger, Paul Hörbiger, den Kommissaren Erik Ode, Hansjörg Felmy und Horst Tappert – und vielen mehr. Bei dieser grandiosen Show kamen insgesamt 2 240 000 Mark für die Krebshilfe zusammen, und die Einschaltquote lag bei über 70 Prozent. Ein solches Aufgebot an Prominenten für einen guten Zweck gab es wohl nie wieder in der deutschen Fernsehgeschichte. Jeder hatte sofort zugesagt, ohne Gage mitzuwirken, und das überdimensional große Bild ist rundum von den einzelnen Künstlern signiert.

Für diese TV-Gala erhielt meine Mutter am 16. Januar 1976 im Münchner Nobelhotel Bayerischer Hof aus den Händen von Senator Burda den Sonder-Bambi für die größte Show des vergangenen Jahres. Er bedankte sich bei ihr für ihren unermüdlichen Einsatz im Dienste der Deutschen Krebshilfe, und in ihrer Dankesrede sagte sie, mit einem Blick auf das Reh: «Es wäre schön, wenn dieser Bambi aus purem Gold wäre, da ich diesen Preis zugunsten der Deutschen Krebshilfe meistbietend versteigern werde. Ich brauche viel, viel, viel Geld.»

An ihren Platz zurückgekehrt, ließ sie das vergoldete Kitz versehentlich in den Aschenbecher ihres Tischnachbarn Franz Josef Strauß fallen. Während das stabile Tier diesen Sturz unbeschadet überlebte, zerbrach das «Zigarettenentsorgungsbehältnis» aus Porzellan in viele Stücke. Der CSU-Chef nahm es mit Humor und signierte die verbliebenen Bruchstücke.

Während ich mit einer Mitarbeiterin der Krebshilfe die Wendeltreppe hinaufgehe, erinnere ich mich wieder deutlich an diese einzigartige Gala. Meine Mutter hatte mich mit zur Aufzeichnung in die Kölner Sporthalle genommen, und wir saßen begeistert und mit vor Aufregung geröteten Wangen in der ersten Reihe. Später durfte ich auch am Essen teilnehmen, und Lilli Palmer war, neben meiner Mutter, meine Tischnachbarin. Dieser Abend bleibt für mich unvergessen.

Die Umgebung, in der ich jetzt bin, wirkt weniger glamourös, sondern sauber und hell, fast ein wenig steril wie in einer Klinik. Sicherlich ein angemessenes Ambiente für eine Krebshilfe. Im zweiten Stock werde ich von Gerd Nettekoven begrüßt. Ich kenne ihn noch aus den Zeiten, als ich selbst nach dem Tod meiner Mutter hier tätig war. Ein sympathischer Mann, mit lebhaften Augen und braun gebrannt. Er sei gerade aus einem Urlaub zurück, gibt er mir zu verstehen, als müsste er sich für sein erholtes Aussehen entschuldigen.

Gerd Nettekoven erzählt mir, was für eine Erfolgsgeschichte die enge Koppelung von Deutscher Krebshilfe und Mildred Scheel nach wie vor sei. «Ihre Mutter ist zehneinhalb Jahre nach der Gründung gestorben.»

«Und da lief ihr viertes Kind schon eigenständig, ist einfach weitermarschiert», werfe ich ein.

Er nickt und erzählt weiter: «Übrigens kennt fast jeder die Deutsche Krebshilfe. Nach einer Studie sind es rund 95 Prozent. Sie können zwar nicht genau sagen, was wir tun, aber ich könnte auch nicht genau erklären, was das Deutsche Rote Kreuz macht.»

Auf einmal wirkt er nachdenklich: «Ihre Mutter war ihrer Zeit weit voraus. Damals glaubte man noch, Krebs sei erblich, aber Mildred Scheel schüttelte dann nur den Kopf und meinte, höchsten fünf bis zehn Prozent aller Tumorerkrankungen seien genetisch bedingt. Kaum zu glauben, aber das hat sie schon damals gesagt, obwohl diese Tatsache erst seit knapp zwanzig Jahren wissenschaftlich nachgewiesen ist. Hat Ihre Mutter auch zu Hause von der Krebshilfe erzählt?»

«Tag und Nacht. Sie hat die Deutsche Krebshilfe gelebt, anders kann ich es nicht beschreiben.»

Während des Gesprächs erinnere ich mich, dass sie immer ans Telefon ging, wenn jemand Gesprächsbedarf hatte, die Uhrzeit spielte dabei keine Rolle. Es war ihr eine Herzensangelegenheit. Schon ihre Doktorarbeit hatte sie zu diesem Thema geschrieben: «Erfahrungen über die Symptomatologie und Behandlung des Kardiakarzinoms an der Chirurgischen Universitätsklinik München». Unter dem Titel der Name: Mildred Wirtz. Ihre Dissertation beginnt mit dem Satz: «Die Einordnung des Kardiakarzinoms ist bis heute nicht einheitlich. Sie wird sowohl dem Magen wie der Speiseröhre zugeordnet.»

Gerd Nettekoven fährt fort: «Jährlich erkranken in Deutschland 500 000 Menschen an Krebs, Tendenz steigend. Das liegt daran, dass die Menschen heutzutage deutlich älter werden und somit das Risiko einer bösartigen Veränderung logischerweise steigt. Man muss sich das nur einmal vorstellen – geht man ins

155

Kölner Fußballstadion, sieht man dort 50 000 Zuschauer, das ist eine unglaubliche Menschenmasse. Multipliziert man diese Zahl mit zehn, wird einem das Ausmaß der Neuerkrankungen deutlich vor Augen geführt. Die Hälfte der jährlich Erkrankten kann heute geheilt werden. Früher war das bei weitem nicht so.»

«Das war eines der großen Ziele meiner Mutter», sage ich. «Ich bin sehr froh, dass die Menschen die Chance durch Früherkennung wahrnehmen und zu Vorsorgeuntersuchungen wie zum Beispiel zur Darmspiegelung gehen.»

«Darmspiegelungen sind ein großer Fortschritt in der Diagnostik. Hätte es diese Form der effektiven Vorsorgeuntersuchung damals schon gegeben, würde Ihre Mutter heute noch leben», erklärt Gerd Nettekoven nun voller Überzeugung.

Ich muss schlucken. Das ist bitter, nur schwer zu ertragen. Wie gut, dass es heute verbesserte Möglichkeiten gibt. Die Früherkennung ist das A und O und rettet Leben. Ich selbst gehe regelmäßig zu Vorsorgeuntersuchungen und werde nicht müde, es all meinen Freunden und Bekannten dringend ans Herz zu legen.

Im weiteren Verlauf des Gesprächs erinnere ich an ein Zitat meines Vaters: «Mildred war eine brutale Spendensammlerin.»

Gerd Nettekoven lacht. «Sie war unglaublich volksnah und ging durch Mauern. Oft sagte sie, nachdem sie einen Scheck entgegengenommen hat: ‹Hätte ja auch ein bisschen mehr sein können.› Oder: ‹Ich hatte mit mehr gerechnet.› Das hätte sich kein anderer getraut. Aber so war ihr Auftreten, ihre große Ehrlichkeit und Direktheit.»

Chuzpe könnte man das auch nennen, überlege ich. In Kölner und Bonner Kreisen flüsterten auf Bällen und Empfängen Ehefrauen ihren gut situierten Männern ins Ohr: «Pack dein

Portemonnaie weg, die Scheel ist da, die zieht dir gleich wieder das Geld aus der Tasche.» In dieser Hinsicht war sie sich für nichts zu schade.

Kürzlich habe ich mir erneut auf einer DVD die ARD-Talkshow *Heut' abend* mit Joachim «Blacky» Fuchsberger und meiner Mutter angesehen, die am 21. Juni 1983 live ausgestrahlt wurde. Nur wenige Tage danach erhielt sie die schlimme Diagnose ihrer eigenen Erkrankung.

Als sie vom Leid der Patienten und vom aussichtslosen Kampf der Ärzte erzählt, fragt Fuchsberger meine Mutter, ob sie das aus eigener Erfahrung wüsste – aus der Erfahrung des Patienten, verbessert er sich dann aber. Jedes Mal, wenn ich mir diese Szene anschaue, bemerke ich dieses Zucken ihrer Mundwinkel, als ob sie zu diesem Zeitpunkt schon eine Vorahnung gehabt hätte. Und natürlich geht es meiner Mutter in der Talksendung um das Spendensammeln. Joachim Fuchsberger fordert Mildred Scheel auf, zu einer ihrer Aussagen Stellung zu nehmen.

«Sie sagten mal, Sie würden auch nackt auf dem Tisch tanzen, wenn es dafür eine Million gäbe. Ja, dann machen Sie das doch!»

Meine Mutter, in dunklem Rock, braunem Samtjackett und weißer Bluse, kontert souverän: «Und wo ist denn bittschön die Millionenspende?»

Es ging etwas Kühnes von ihr aus, wenn sie sich für ihre «Burgerbewegung», wie sie die Deutsche Krebshilfe nannte, einsetzte. Zum damaligen Zeitpunkt hatte sie schon 180 Millionen Mark gesammelt; heute sind es jährlich 90 Millionen Euro, mehr als manch ein mittelständisches Unternehmen an Umsatz macht. Ich finde das sensationell.

Im Übrigen habe ich dazu auch einen durchaus schmerzhaften kleinen Beitrag leisten dürfen. An meinem fünfzehnten Ge-

burtstag bekam ich von meinen Eltern ein knallrotes Mofa geschenkt, eine Hercules M5 mit Zwei-Gang-Handschaltung und
so ziemlich das beste Modell, das zu dieser Zeit auf dem Markt
war. Von diesem Tag an wollte ich nicht mehr im Auto in die
Schule und zurück gefahren werden, sondern bestand darauf,
alle Strecken auf meinem Mofa zurückzulegen. Für meine
Sicherheitsbeamten bedeutete das einen enormen Stress. Während ich mit 25 Stundenkilometern dahinknatterte, mussten sie
mich ständig im Auge behalten – auf dem Weg von Bonn nach
Bad Godesberg ein äußerst schwieriges Unterfangen. Sie fuhren
hundert Meter vor, parkten kurz und warteten, bis ich an ihnen
vorbeigetuckert war. So ging das ungefähr zwanzigmal auf dem
Hinweg und zwanzigmal auf dem Rückweg.

Eines Tages, ich hatte die Schule schon fast erreicht, fuhren
die Beamten vor und warteten am Schulgebäude auf mich. Sicher waren sie dieses ewige Stop and go leid und dachten sich:
Was soll auf den letzten Metern noch passieren?

Ich düste vergnügt und ohne Blickkontakt zu meinen Auf-
passern weiter, als mir plötzlich ein schwerer Mercedes die Vor-
fahrt nahm. Ich prallte gegen seinen vorderen Kotflügel, flog im
hohen Bogen über die Kühlerhaube und schlug sehr unsanft mit
dem Kopf auf. Glücklicherweise trug ich einen Helm. Unglück-
licherweise hatte mein Freund Herbert mein Mofa am Vortag
frisiert, und ich war zum ersten Mal mit 40 Stundenkilometern
unterwegs gewesen; er hatte mir einen P3-Krümmer und hinten
ein größeres Ritzel eingebaut. Ich weiß bis heute nicht, was das
genau bedeutet, aber mein Mofa fuhr danach deutlich schneller.
Selbstverständlich war das streng verboten, und ich wusste, dass
ich im Falle eines Unfalls eine Teilschuld hätte. Noch auf dem
Boden schossen mir diese Gedanken durch den Kopf.

Der Fahrer des Wagens lief zu mir, half mir auf und entschuldigte sich immer wieder. «Ich weiß nicht, wie das passieren konnte! Ich habe Sie einfach nicht gesehen. Oh Gott, es tut mir so furchtbar leid!»

Ich versuchte ihn zu beruhigen und versicherte ihm, dass mir nichts passiert sei, aber er hörte nicht auf, und plötzlich waren wir von Passanten umringt, die alle Zeugen dieses kleinen Unfalls waren. Sie schimpften auf den Mann ein und rieten mir, die Polizei zu rufen. Alles, bloß das nicht, dachte ich mir. Schließlich wusste ich, wer hier mindestens eine Mitschuld trug. Ich lehnte energisch ab und erklärte, dass ich auf der Stelle zur Schule fahren müsse, da eine wichtige Prüfung anstand.

Der rührend besorgte Mercedesfahrer gab mir seine Adresse und bestand darauf, dass ich ihm auch meine Daten gab. Um mich schnell verdrücken zu können, gab ich nach, schrieb ihm meine Adresse und Telefonnummer auf und fuhr weiter zur Schule. Doch zu Beginn der zweiten Stunde musste ich den Klassenraum verlassen, weil es mir richtig schlecht ging; ich hatte hämmernde Kopfschmerzen und mir war speiübel. Ich setzte mich in den Wagen und bat die Sicherheitsbeamten ohne eine Erklärung, mich nach Hause zu fahren. Warum sollte ich den drei «Helden» auch noch ein schlechtes Gewissen machen?

Zu Hause angekommen, rief ich meine Mutter im Büro an und erzählte ihr von dem kleinen Unfall. Sie kam auf der Stelle heim und fuhr mich in die Klinik. Mittels EEG wurde eine leichte Gehirnerschütterung diagnostiziert, ich musste die kommenden drei Tage ruhig im Bett verbringen. Ein Fahrer vom Bundespräsidialamt holte mein Mofa, das noch immer abgeschlossen vor der Schule stand, ab.

In der ersten Nacht wusste ich nicht, was schwerer zu ertragen war: der schmerzende Brummschädel oder das furchtbar schlechte Gewissen, das mich quälte. Der Mercedesfahrer hatte eine fette Beule im Kotflügel, und ich fühlte mich schuldig.

Am nächsten Tag kam meine Mutter mit einem wunderschönen Blumenstrauß in mein Zimmer. «Den hat der nette Autofahrer geschickt, nachdem er sich heute Mittag nach deinem Befinden erkundigt hat.» Mir wurde ganz schlecht, und das lag definitiv nicht an der Gehirnerschütterung. Meine Mutter fuhr fort: «Ich habe ihm von deiner Gehirnerschütterung erzählt, und er war wirklich betroffen. Er wollte deine Kontonummer wissen, um dir zumindest 1000 Mark Schmerzensgeld zu überweisen, weil er so dankbar war, dass du auf die Polizei und auf eine Anzeige gegen ihn verzichtet hast.»

Ich zog die Decke immer weiter über meinen Kopf und fühlte mich einfach nur klein und mies. Dann erleichterte meine Mutter mich, indem sie mir weiter erzählte: «Ich habe den Mann davon überzeugt, dass der Zusammenprall glimpflich ausgegangen sei und es dir den Umständen entsprechend gut gehe, deshalb wäre es doch viel vernünftiger, das Schmerzensgeld der Deutschen Krebshilfe zu überweisen. Und flott gab ich ihm die Kontonummer und bedankte mich im Voraus für seine Spende.»

Sie war sichtlich verblüfft, als ich mich jubelnd bei ihr für diese gute Idee bedankte, weil sie wohl eher mit heftigem Protest gerechnet hatte.

Wenige Tage später ging die Spende auf dem Konto der Deutschen Krebshilfe ein, und beim Abendessen berichtete meine Mutter nicht ohne Stolz meinem Vater, dass ihre Erstgeborene auf 1000 Mark verzichtet hatte, um ihren Beitrag zur Bekämpfung der Krebserkrankung zu leisten. Mein Vater lobte mein soziales Engagement und war ebenfalls sehr beeindruckt. Noch am

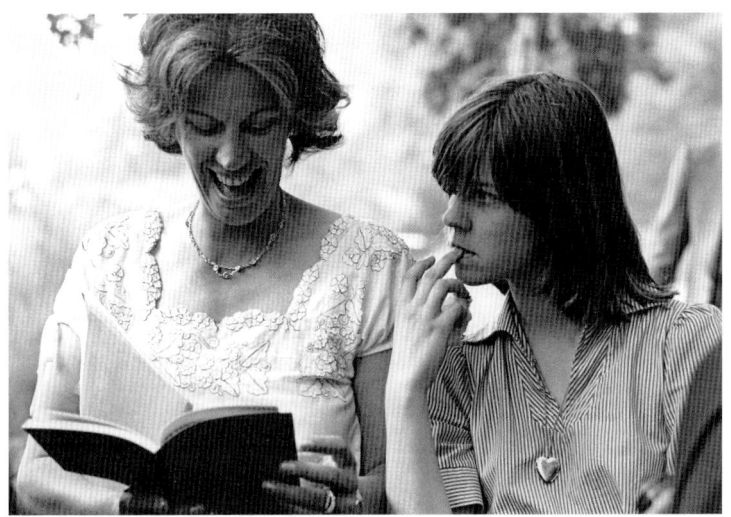

Mama liest mein wissenschaftlich untermauertes Referat über das
Leben und die Gewohnheiten der Sakristeiwanze

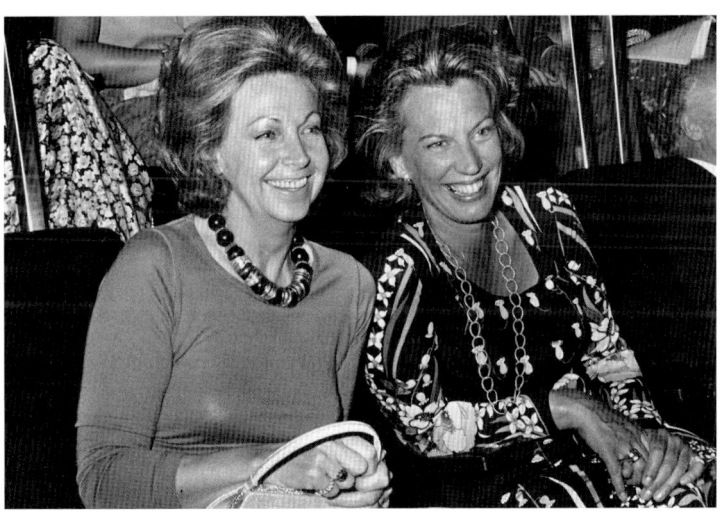

Rut Brandt und Mildred Scheel:
zwei coole Ladys, die sich blendend verstehen

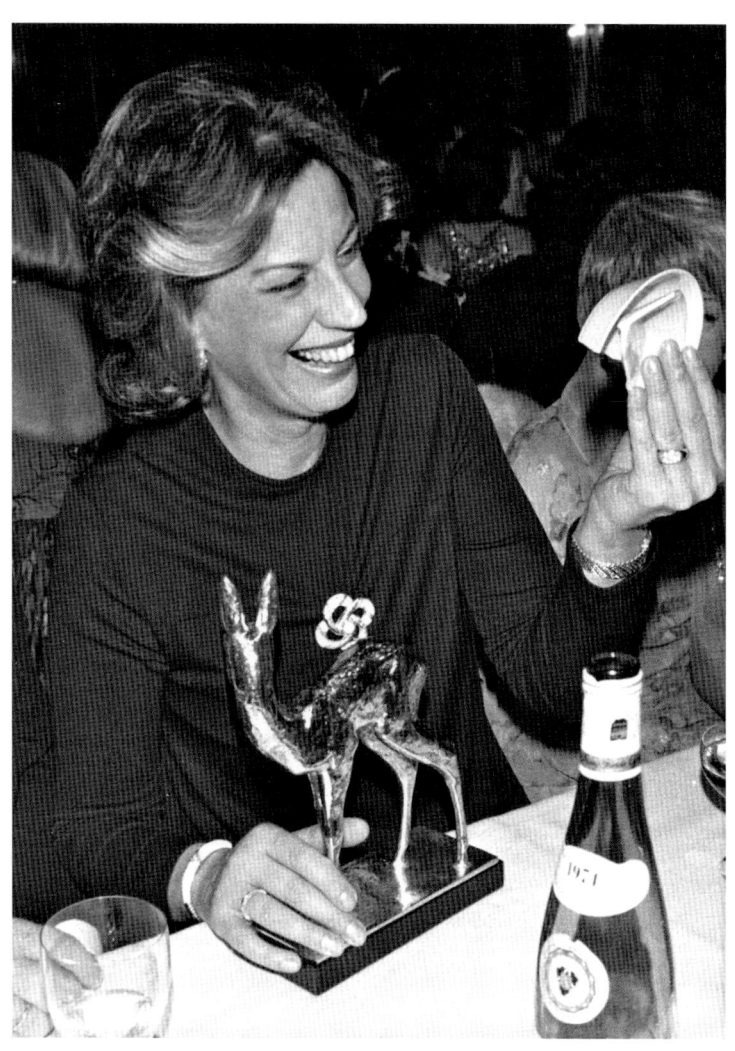

Bambi-Verleihung 1976.
Bambi vs. Aschenbecher: 1:0 für Bambi

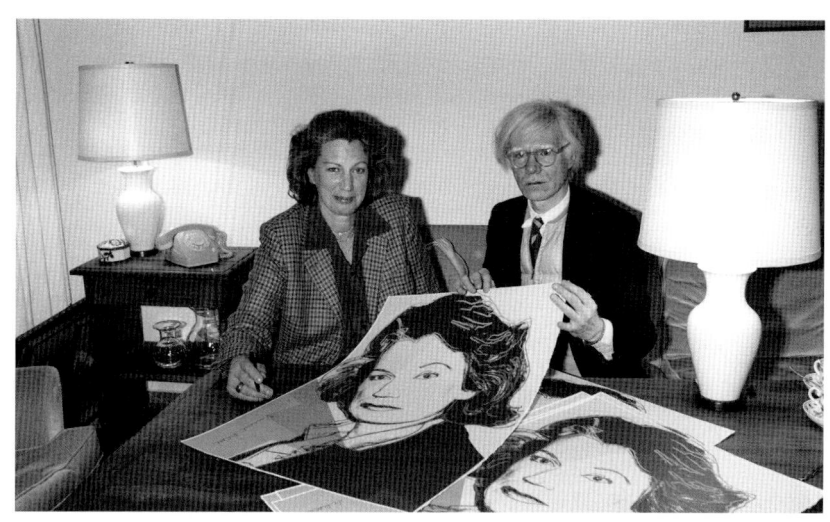

Mildred Scheel mit
Andy Warhol –
und in einer Reihe
mit Marilyn Monroe,
Liz Taylor und
Campbell's Tomato Soup

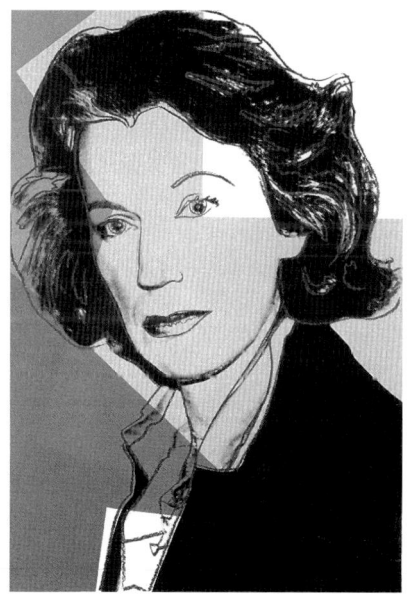

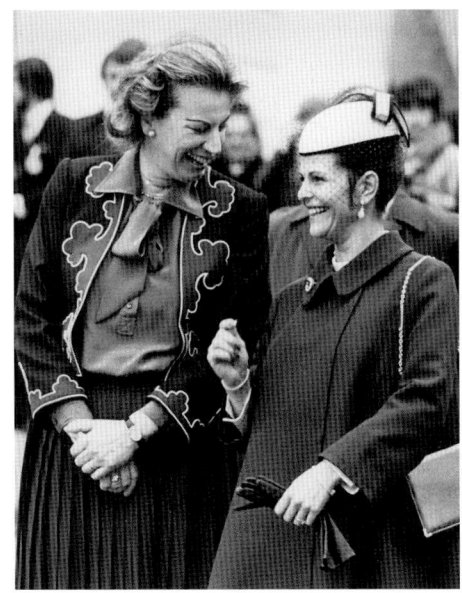

März 1979: Damen-
programm mit Königin
Silvia von Schweden.
Ich fürchte, ihr haben
wir das dufte Design
von Radhelmen zu ver-
danken.

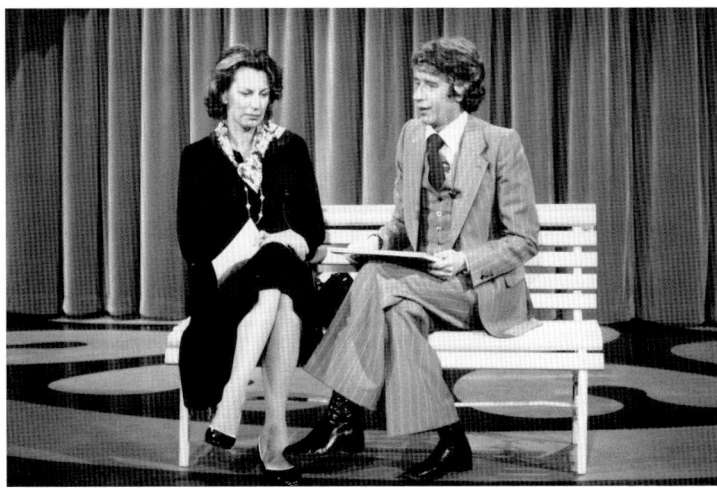

27. März 1976: zu Gast bei Rudi Carrell in der Show
«Am laufenden Band»

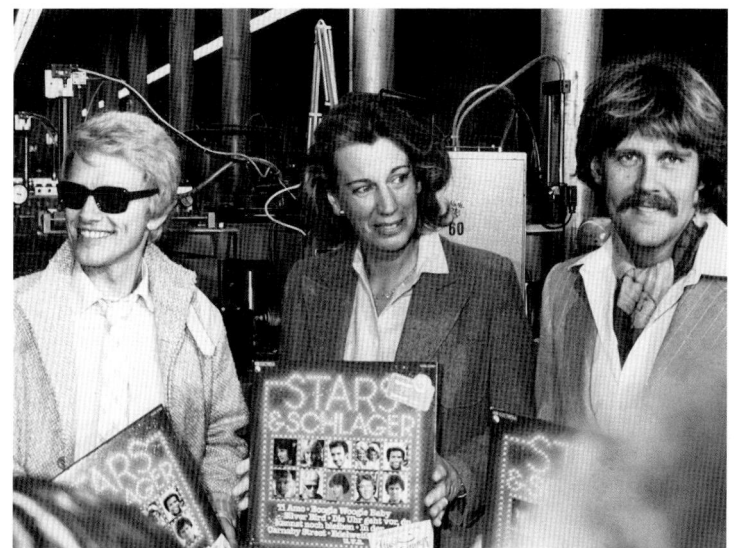

Mit Heino und (ja, er ist es wirklich) Howard Carpendale

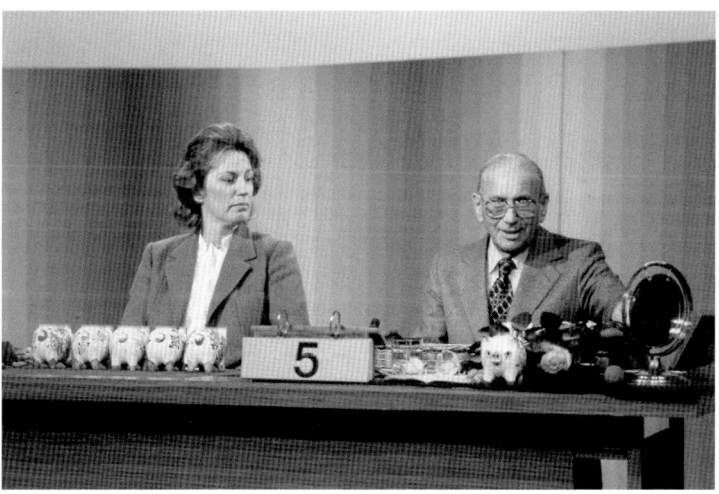

18. Dezember 1979: bei Robert Lembke in «Was bin ich?».
25 D-Mark für die Deutsche Krebshilfe sind bereits im Schweinderl.

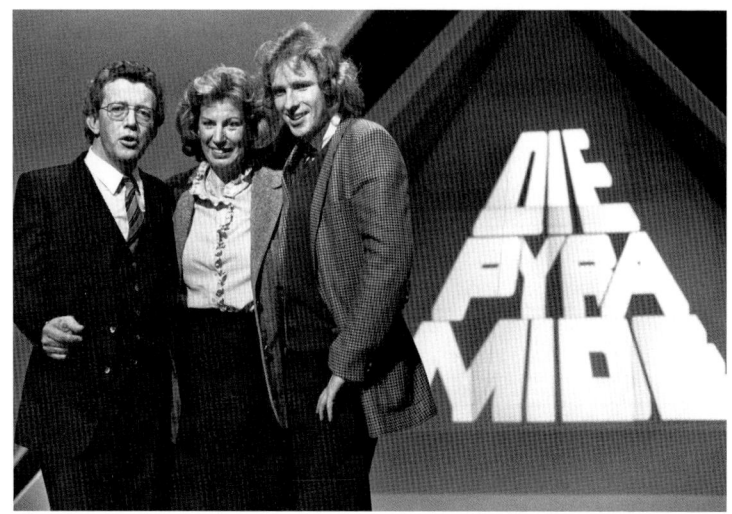

26. Januar 1981: gemeinsam mit Thomas Gottschalk zu Gast in der von
Dieter Thomas Heck moderierten Show «Die Pyramide»

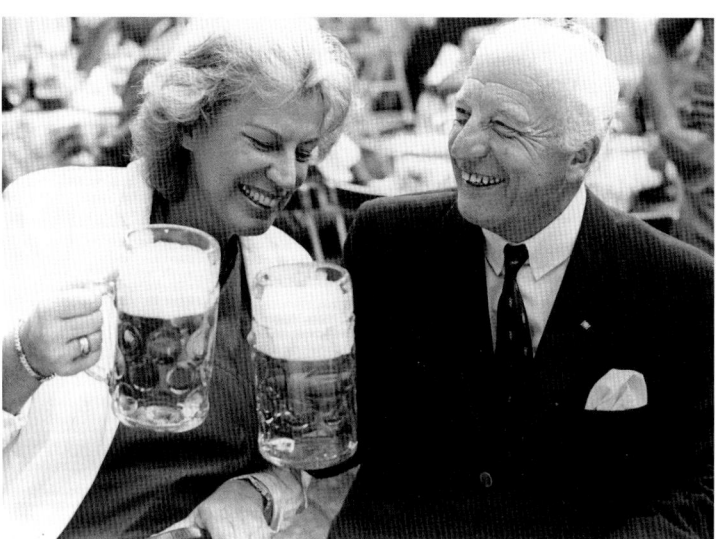

«O'zapft is!»

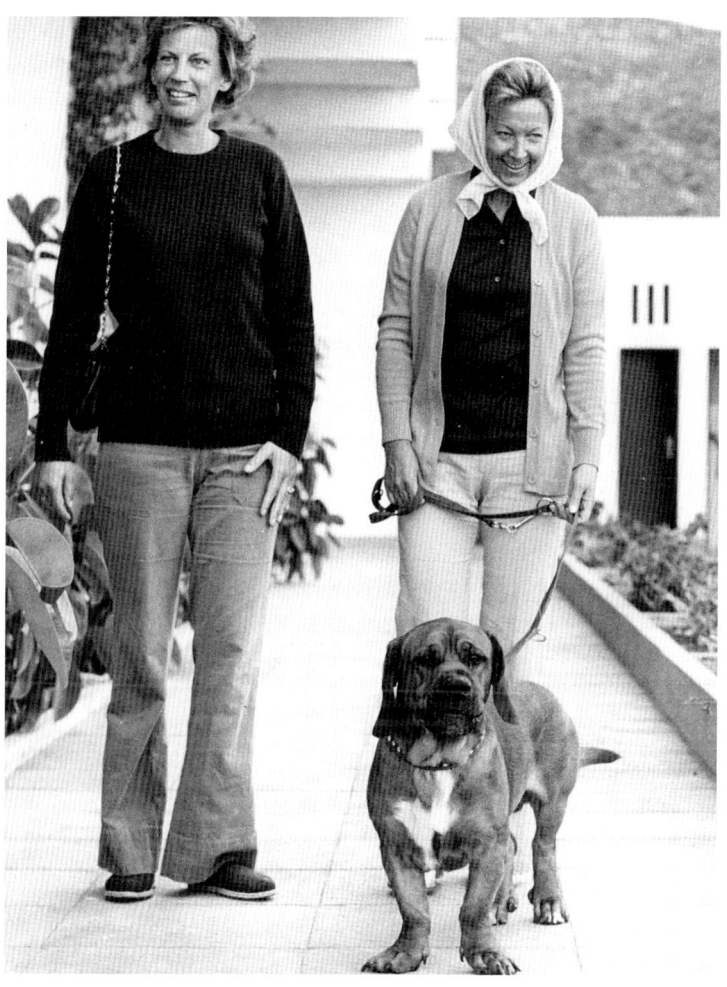

Mildred und Rut im Urlaub – zwei,
die nicht mit den großen Hunden bellen wollten

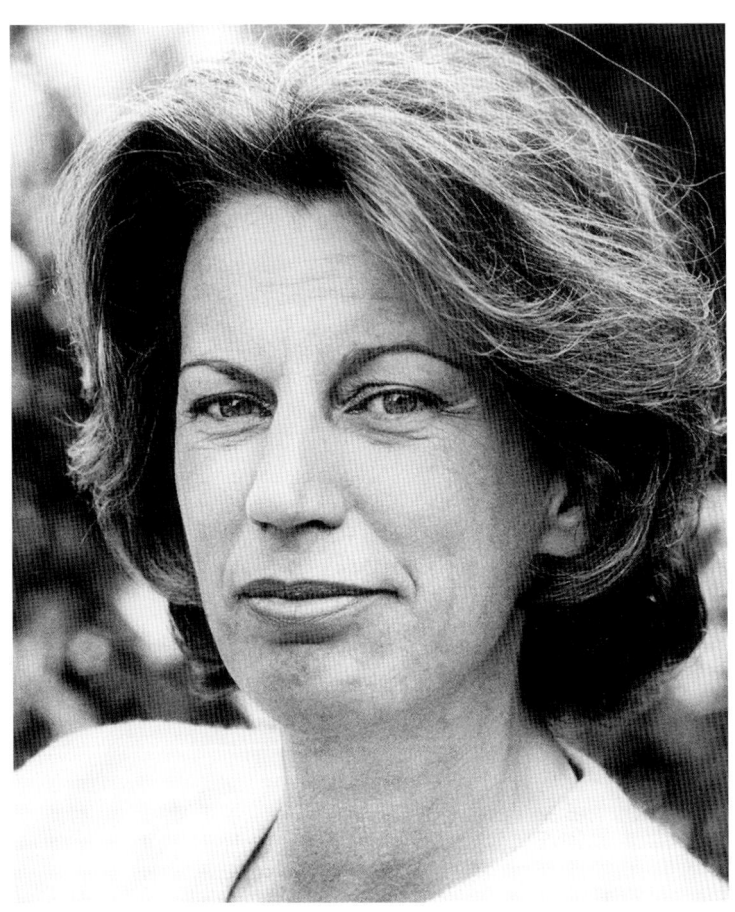

Die Liebe bleibt

selben Abend rief ich Herbert an, um ihn zu bitten, schnellstmöglich das Tuning meines Mofas wieder rückgängig zu machen. So hatte die Geschichte doch noch ein gutes Ende, und ich juckelte von da an wieder mit den erlaubten 25 Stundenkilometern durch die Straßen der damaligen Bundeshauptstadt.

Gegen Ende meines Besuchs bei der Krebshilfe zeigt mir der Geschäftsführer noch sein Büro, in dem ein Porträt von Mildred Scheel hängt, eine Farbserigrafie mit Diamantenstaubauflage von Andy Warhol. Ich besitze ebenfalls eines aus dieser Serie; es war ein trauriger Tag, als ich es von meiner Mutter geschenkt bekam.

Zusammen waren wir im November 1984 in die Kölner Innenstadt gefahren; ihr war schon deutlich anzumerken, dass es ihr nicht gut ging. Sie fuhr uns ohne Umwege vor eine große Galerie, ging wortlos zum Kofferraum und holte besagten Warhol heraus.

«Was willst du damit?», fragte ich.

«Den möchte ich dir zu Weihnachten schenken, aber den Rahmen dafür musst du dir selbst aussuchen», sagte sie.

Ich protestierte: «Ich will dieses Geschenk nicht.»

«Warum nicht?»

«Ich möchte es einfach nicht.»

«Gefällt es dir nicht?»

«Doch, ich finde es wunderschön.»

Das stimmte.

Meine Mutter zieht den Betrachter des Bildes mit ihrem Blick magisch an. Ich mag es sehr, ja, ich finde es großartig. Aber ich spürte in diesem Moment, dass dieses Bild eine Art Abschiedsgeschenk sein sollte, deshalb wollte ich es nicht. Doch meine Mutter ignorierte meinen Widerstand und schubste mich geradezu in die Galerie, den Warhol unter den Arm geklemmt. Da ich mich nach wie vor weigerte, einen Rahmen auszuwählen, traf sie selbst die Entscheidung. Nach langer Überlegung wählte sie einen aus, der mit dem dominanten Lila harmonierte. Bevor sie das Bild an den Galeristen übergab, schrieb sie mir noch etwas Persönliches darauf:

Für meine liebe Tochter,
herzlichst
Deine Mama
zum 24. 12. 1984

Ich halte das Bild in Ehren. Heute ist die Schrift nahezu bis zur Unkenntlichkeit verblasst. Es hängt an der Schlafzimmerwand, genau gegenüber von meinem Bett, und es vergeht kaum ein Morgen, ohne dass ich nach dem Aufwachen das Porträt meiner Mutter lange und intensiv betrachte. In gewisser Weise beginne ich so jeden Tag gemeinsam mit ihr.

Gerd Nettekoven gibt mir die Hand, weil er zu einem Folgetermin muss. Bei der Verabschiedung erzählt er mir noch, dass der jetzige Präsident der Deutschen Krebshilfe, Fritz Pleitgen, jüngst auf einem Krebskongress gesagt hat: «Die Deutsche Krebshilfe ist eine Jahrhundert-Organisation, gegründet von einer Jahrhundert-Frau.»

Diese großen Worte berühren mich tief. Wer hört so etwas schon über die eigene Mutter? Fritz Pleitgen hatte sie noch persönlich in Moskau kennengelernt, wo er zum Zeitpunkt ihres Besuchs Korrespondent war.

Draußen atme ich die milde Luft tief ein. Ich denke an all die Straßen und Schulen, die nach Mildred Scheel benannt wurden, an den Mildred-Scheel-Kreis, an das Mildred-Scheel-Stipendiaten-Programm. Es gibt sogar eine Mildred-Scheel-Rose, eine Edelrose mit fast schwarzen Knospen, deren Blüten, nachdem sie sich geöffnet haben, in einem samtigen Rot leuchten. In Moldawien kann man einen Block mit sechs Briefmarken kaufen, auf denen Rosen abgebildet sind – neben einer Priscilla-, zwei Sunsprite- und einer Caribia-Rose: die Mildred-Scheel-Rose in zweifacher Ausführung.

Ich bin mir ziemlich sicher: Wenn man ihr die Wahl gelassen hätte, welche Blume nach ihr benannt werden solle, hätte sie sich für eine namenlose nahe Verwandte des Maiglöckchens entschieden. Das waren definitiv ihre Lieblingsblumen. Ich erinnere mich noch, wenn ich mit ihr Ende April oder im Mai über Landstraßen fuhr und sie am Straßenrand einen Maiglöckchenverkäufer erblickte, jubelte sie vor Begeisterung, hielt auf der Stelle an und kaufte mindestens drei kleine Sträußchen, die sie dann Freunden oder Mitarbeitern schenkte.

Ich entscheide mich gegen denselben Weg zurück nach Köln, sondern nehme einen kleinen Umweg durch die Stadt. Mein Ziel ist der Alte Friedhof, der etwas außerhalb von Bonn liegt. Die Stätte wurde 1715 angelegt, und am Eingang verkündet eine Tafel, welche Persönlichkeiten auf diesem Friedhof liegen. Die Liste ist lang: Maria Magdalena van Beethoven, auch eine Mutter, die von Ludwig. Clara und Robert Schumann, August Wilhelm Schlegel, Mathilde Wesendonck, Schriftstellerin und «Seelenfreundin» von Richard Wagner, Elisabeth Erdmann-Macke, die Frau des Malers August Macke.

Ich bin an diesem Nachmittag scheinbar ganz allein auf dem Friedhof und gehe den mir seit so vielen Jahren vertrauten Weg zur Grabstätte meiner Mutter. Der schlichte graue Grabstein erinnert an ein geschlossenes Buch; mir persönlich ist er viel zu wuchtig und grob. Auf ihm steht: «Dr. med. Mildred Scheel, Geb. 31. Dez. 1931, Gest. 13. Mai 1985, Gründerin der Deutschen Krebshilfe.» Darunter befindet sich das erste Symbol der Krebshilfe, das an das Yin-Yang-Zeichen erinnert. Eine kleine Hecke aus Kirschlorbeer umgibt die Grabstelle großzügig. Die Erde ist nicht kahl; ein flaches, zartes Gewächs liegt über ihr wie eine leichte Decke. Vor dem Grabstein sind kleine Steine in den Boden eingelassen, sodass man ganz nah an ihn herantreten kann. «Volksnah», habe ich plötzlich Gerd Nettekoven im Ohr.

Wenn ich das Bedürfnis nach Ruhe und einem vertrauten Ort habe, dann setze ich mich ins Auto und fahre zu ihrem Grab. Manchmal verbringe ich hier viel Zeit, manchmal bleibe ich nur kurz. In der Regel fahre ich in besserer Stimmung wieder zurück. Ich glaube nicht, dass ihre Seele hier ist. Sie ist woanders. Aber ich spüre meine starke Verbindung zu ihr, unser starkes Band. Häufig fange ich ein Gespräch mit ihr an und erzähle, was mich gerade bewegt, und dass sie mir nach wie vor in so vielen Momenten fehlt. Aber tief in meinem Innersten weiß ich, dass sie mich in keiner Sekunde allein lässt. Ich glaube, dass meine Mutter mich als Schutzengel auf Schritt und Tritt begleitet, und diese Vorstellung ist nach wie vor ein großer Trost für mich. Besonders in Momenten, in denen ich scheu und verunsichert bin, gibt mir dieser Gedanke Mut, Kraft und Zuversicht. Es mag ja sein, dass diese Haltung kindlich anmutet. Mir hilft sie jedoch seit dreißig Jahren jeden Tag aufs Neue.

Die Grabstätte meiner Mutter ist für mich keine Grabstätte

mehr, eher ein Denkmal. Zu Anfang war es natürlich ein Grab; ich wusste, dass sie dort wirklich in der Erde liegt. In dieser Zeit fiel es mir auch schwer, zum Friedhof zu fahren. Die Beerdigung war noch zu nah. Ich war dem Sarg gefolgt, bis zu dieser Stätte, hatte gesehen, wie er getragen, wie er in die Erde heruntergelassen wurde. Dieses Bild war lange sehr präsent. Auch heute ist es noch in mir, aber es hat sich ein wenig verflüchtigt, die Umrisse sind nicht mehr so scharf und stechend.

In diesem Moment denke ich daran, dass sie in ihrem viel zu kurzen Leben ein sehr erfülltes Leben geführt hat. Als aktive Medizinerin wie auch als Gründerin der Deutschen Krebshilfe hat sie viel bewirkt. Und dabei hat sie es geschafft, auch den Genuss nicht zu vernachlässigen. Sie war kein Arbeitstier, keine Mutter, die ihre Kinder nach dem Motto wegbiss: «Ich sitze an einem wichtigen Projekt, ihr stört gerade gewaltig.» Sie hat alles unter einen Hut bekommen.

Chapeau, Mama!

KONTROVERSE MIT DEN GÖTTERN IN WEISS

Meine Mutter war sehr prominent, als Präsidentin der Krebshilfe war sie sogar Deutschlands bekannteste Ärztin. An sich
wäre das kein Makel gewesen, wenn sie sich nicht mit den Funktionären ihrer Zunft angelegt hätte. Dr. med. Scheel hatte nämlich ganz andere Vorstellungen von dem, was ihre ärztlichen
Kollegen taten beziehungsweise hätten tun sollen. In der deutschen Medical Tribune, einer Wochenzeitung mit Sitz in Wiesbaden von Ärzten für Ärzte, beklagte sie, dass nur neunund-
zwanzig von 60000 angeschriebenen Medizinern an einem
Kongress teilnehmen wollten, in dem es um die Krebsnachsorge
ging. Aufgrund der geringen Zahl von Anmeldungen musste der
Fachkongress schließlich ausfallen. Meine Mutter kommentierte: «Ich frage mich: Sind die Ärzte wirklich noch Partner
ihrer Patienten?»

In den Medien gab es daraufhin positive Resonanzen, es
dauerte jedoch nicht lange, bis sie eine Antwort von offizieller
Seite erhielt: Schriftlich teilte ihr der Präsident der Bundesärztekammer mit, dass allein eine solche Fragestellung «rund 60000
deutsche Ärzte beleidige», und zwar «auf das Schwerste». Zudem war ihre Präsenz in allen Medien den Bundesärztekammer-
Funktionären schon seit langem ein Dorn im Auge. Ihre, wie sie
es nannten, «Personality Show» fand in der Öffentlichkeit so viel
Echo und Sympathie, dass sich der Präsident der Bundesärzte-

kammer und seine Mitarbeiter publizistisch in den Schatten gestellt sahen.

Seit ich diesen Streit nachgelesen habe – er wurde im Januar 1980 im Spiegel öffentlich gemacht –, kann ich gut nachvollziehen, wie sehr meine Mutter mit ihrem unkonventionellen Verhalten und ihrer großen Patientenzugewandtheit die Standesärzte in Unruhe versetzt hat. Die Bundesärztekammer war um das besorgt, was der Spiegel «Prestige und Einkommen» nannte. Meiner Mutter war das herzlich egal. Ich kann mich noch gut erinnern, wie wütend sie jedes Mal war, wenn sie nach Hause kam und ihr jemand wieder einmal zu verstehen gegeben hatte, man könne kaum etwas gegen den Krebs tun.

«Natürlich gibt es heute noch keinen durchschlagenden Erfolg», schimpfte sie dann und lief im Wohnzimmer auf und ab. «Ich weiß das auch. Das heißt aber noch lange nicht, dass man das akzeptiert.»

«Und was wirft man dir vor?», fragte ich nach, weil ich spürte, dass es da noch um etwas anderes ging.

Meine Mutter seufzte. «Nur weil die Deutsche Krebshilfe so erfolgreich ist und wir so viele Spenden haben, glauben die, wir seien eine Werbeveranstaltung. Die behaupten doch glatt, dass wir damit nur noch mehr die Krebsangst schüren würden. Zudem sollen wir den Eindruck erwecken, wir würden durch das Einsammeln von Spenden den Leuten das Gefühl geben, wer Geld hat, der kann auch die Krankheit besiegen.»

«Aber das stimmt doch nicht!»

«Natürlich ist das völliger Unsinn! Das Geld wird für Forschung gebraucht, und nur durch sie sind Fortschritte zu erzielen. Aber am schlimmsten ist die Art und Weise, wie viele Ärzte mit den Krebskranken umgehen. Das ist ein Ding der Unmöglichkeit. Immer noch denken die Weißkittel, sie sind wer weiß was. In dem Moment, wo jemand krank wird, hat er sich als mündiger Bürger aufzugeben.» Sie schlug in ihrem Zorn mit der flachen Hand auf den Tisch. «Dieser alte Dünkel, dieses Elitedenken. Das muss einfach mal geändert werden!»

In dem Artikel las ich nach, was ich noch nicht wusste: Meine Mutter hatte ein «Konzept der kooperativen Nachsorge» bei Krebspatienten angeregt, das sowohl Hausärzte als auch Tumorzentren und Nachsorgekliniken mit einschloss. Sie bezeichnete diesen Bereich als ein «Stiefkind der Medizin». In dem Zusammenhang wurde sie mit einem Satz zitiert, der mir den Atem stocken ließ: «Jede zehnte krebskranke Frau kann nach der Entlassung aus dem Krankenhaus nicht mehr nach Hause zurückkehren, weil ihr Partner nicht mehr mit ihr leben will. Die gänzlich unbegründete Furcht, sich an einem Krebskranken anzustecken, lässt Ehen zerbrechen, entzweit Freundschaften und wirkt sich auch in beruflichen Zusammenhängen negativ aus.»

Auf einmal begriff ich ihre Wut und Aufgebrachtheit; noch heute kann ich spüren, um was es ihr damals gegangen war.

Wie miserabel Ärzte und auch die gesamte Gesellschaft mit Krebskranken umging, belegte sie durch Zahlen über die erhöhten Selbstmordraten bei den Betroffenen. Im Deutschen Ärzteblatt, der Pflichtlektüre für deutsche Mediziner, war daraufhin zu lesen, dass solche Mitteilungen «schockierende psychische Folgen» für die Patienten hätten. Es werde dadurch zum Selbstmord «in hohem Maße angestiftet». Unfassbar – aber meine Mutter ging zielstrebig und unverdrossen ihren Weg weiter und baute mit den Geldern der Deutschen Krebshilfe ein Ausbildungszentrum zur Nachbetreuung von Krebskranken in Heidelberg mit auf.

Ein großes Anliegen waren ihr außerdem die Selbsthilfegruppen von Krebspatienten. Sie hielt den Austausch untereinander für unabdingbar – für die behandelnden Ärzte war auch die Gründung dieser Gruppen verzichtbar gewesen. Das ist nicht weiter verwunderlich; Selbsthilfegruppen würden nach und nach den Patienten aus seiner Unmündigkeit entlassen und in eine Eigenverantwortung führen. Was, wenn der Kranke auf einmal nicht mehr das tut, was der Herr Doktor sagt? Zusätzlich bröckelte sein «Herrschaftswissen», denn nun konnten sich die Patienten austauschen über verschiedene Therapien, Erfahrungen mit Brustprothesen, über Kuren, Schwerbehindertenausweise und andere wichtige Themen.

Es ist schon enorm, wie viel meine Mutter in so wenigen Jahren bewegt und aufgebaut hat.

KINDER ERBEN NIX VON FREMDEN LEUTEN

In ihren letzten Lebensjahren wurde es zu einer lieben Gewohnheit meiner Mutter, mit unserem Bobtail Benny nach dem Abendessen einen Spaziergang durch Köln-Marienburg zu machen. Dabei wählte sie immer die gleiche Route, die sie sowohl zu Beginn wie auch am Ende ihres Rundgangs an dem Grundstück vorbeiführte, auf dem ihr Elternhaus stand.

In den Semesterferien begleitete ich sie häufig, und stets legte sie vor dem riesigen Garten mit den wunderschönen alten Kastanienbäumen, der einst ihr Spielparadies war, eine Pause ein. Es war ihr deutlich anzumerken, dass sie in Gedanken eine Reise in die Vergangenheit machte. In diesen Momenten wünschte ich mir nichts sehnlicher, als dass sie mich an ihren Erinnerungen teilhaben lassen würde: «Mama, woran denkst du gerade?»

Einmal antwortete sie mir schmunzelnd: «Ich muss gerade an meine erste Rebellion denken, ich habe mich gegen die Fremdbestimmung im Kindergarten gewehrt. Ich war gerade vier Jahre alt und meine Eltern entschieden, dass es jetzt für mich an der Zeit wäre, den Kindergarten zu besuchen. Eines Morgens überreichte mir meine Mutter mein neues Körbchen, bestückt mit zwei geschmierten Butterbroten und einem Apfel, nahm mich an die Hand und übergab mich in die Obhut der Kindergärtnerin des Grauens. Sie war groß und mager, hatte ihre langen grauen

Haare zu einem Dutt auf ihrem Kopf zusammengewickelt und eine Brille auf der Nase, die ihre Augen überproportional groß erschienen ließen. Sie trug ein schwarzes, knöchellanges Kleid und darüber eine weiße, gestärkte Schürze. Das Gruseligste war aber der schwarze Damenbart, der über ihrer Oberlippe wuchs. So etwas hatte ich bis dahin in meinem ganzen Leben noch an keiner Frau gesehen. Sie begrüßte mich mit den Worten: ‹Ich bin das Fräulein Finke und bringe dich jetzt zu deiner Gruppe.› Damit war ich natürlich nicht einverstanden. Ich habe mich fest an die Hand meiner Mutter geklammert. Fräulein Finke duldete aber keine Widerrede und hat mich unbarmherzig mit sich gezerrt. Ich wurde zu drei weiteren Kindern auf ein winziges freies Stühlchen an einen der kleinen Tische gesetzt, dann bekam ich den Befehl, ein Bild mit Wachsmalstiften zu malen. Da habe ich zum ersten Mal den Entschluss gefasst, Widerstand zu leisten. Irgendwann erklang ein Signal, das offenbar die Pause am Vormittag einläutete. Fräulein Finke kommandierte: ‹Kinder, geht auf den Hof an die frische Luft, esst euer Frühstück, und danach spielen wir gemeinsam die Reise nach Jerusalem.› Da hatte ich mich aber längst für eine andere Reiseroute entschieden. So unauffällig, wie es eben nur ging, schlich ich mich mit meinem Proviantkörbchen an den anderen Kindern vorbei bis zur Eingangspforte und machte mich schnurstracks auf den Weg nach Hause.»

Meine Mutter hielt kurz inne, bevor sie fortfuhr: «So ging es von nun an jeden Morgen. Regelmäßig kurz nach der Frühstückspause kam ich nach Hause und erklärte meine tägliche Kindergartenpflicht für erfüllt. Deine Großeltern hatten sehr bald ein Einsehen und befreiten mich von dem Affentheater und vor allem von dem strengen Fräulein Finke, und ich konnte mich wieder ungehindert in meinem geliebten Zuhause den wirklich wichtigen Dingen widmen.»

Sie lachte laut auf und sagte: «Jetzt weißt du, von wem du deinen Dickkopf hast.»

«Kinder erben nix von fremden Leuten, Mama.»

Sie nahm mich lachend in den Arm, und wir gingen gut gelaunt weiter.

Ein anderes Mal erzählte sie mir bei einem unserer Spaziergänge, dass sowohl Vater als auch Mutter ihr mit ihrer Liebe und Fürsorge ein großes Gefühl der Geborgenheit gaben. In dem einstöckigen Haus, umgeben von einem etwa zwölfhundert Quadratmeter großen Grundstück, fühlte Mildred sich geschützt und von ihrer Mutter liebevoll umsorgt. Ihre sieben Jahre ältere Schwester Lilian besuchte zu der Zeit ein Internat in Holland, und so kam Mildred als Nesthäkchen in den Genuss der ungeteilten Aufmerksamkeit ihrer Eltern. Sie wurde verwöhnt und genoss ihre Freiheit, jedoch gab es in der Familie auch feste Regeln, an die sie sich zu halten hatte. Während sie das Frühstück je nach Stundenplan allein mit ihrer Mutter einnahm, bestand der Vater sehr streng darauf, dass alle Familienmitglieder sich zum Mittagessen und Abendbrot im Esszimmer einfanden. Bei diesen Abendessen berichtete jeder ausführlich über die Ereignisse des Tages, und meine Mutter wartete stets mit vor Aufregung geröteten Wangen auf die Geschichten ihres Vaters. Nichts fesselte sie mehr als die Schicksale der Patienten in seiner Praxis. Am liebsten hätte sie den ganzen Abend seinen spannenden Berichten gelauscht, doch der Vater hatte nach dem Abendbrot großes Interesse an den Lateinkenntnissen seiner Jüngsten und ließ es sich Abend für Abend nicht nehmen, die kleine Mildred mit dem Abfragen der unregelmäßigen lateinischen Verben zu quälen. Dabei war er unerbittlich und duldete nicht den geringsten Versprecher – für sie jedes Mal eine schweißtreibende Tortur, denn er konnte dabei bisweilen sehr ungnädig werden. In diesen Momenten litt sie unter seiner großen Strenge. Ihr Vater fühlte sich dafür verantwortlich, dass seine Kinder die ihnen gestellten Aufgaben mit allergrößter Sorgfalt bewältigten, und erst Jahre später, beim Medizinstudium, verstand sie, warum er das so ernst genommen hatte: Alle Fachausdrücke erklärten sich dank ihrer Lateinkenntnisse quasi von selbst.

Die Eltern bestanden auch darauf, dass ihre Töchter in jungen Jahren ein Instrument erlernen sollten. Die Erstgeborene entschied sich für die wenig anspruchsvolle Blockflöte, und da im Herrenzimmer ein Klavier sein lautloses Dasein fristete, hatte die damals siebenjährige Mildred keine andere Wahl. Wenig motiviert erschien sie zunächst regelmäßig zu den Klavierstunden und bearbeitete die Tasten mit keiner besonderen Hingabe. Ihr Vater forderte seine Jüngste nach einer Weile auf, sonntagmorgens um elf das neu Erlernte vorzuspielen, deshalb begann Mildred ein Menuett einzuüben, bis sie es fehlerfrei und geradezu brillant spielen konnte. Die Eltern waren jeden Sonntag aufs Neue entzückt von den schönen Klängen – dass es sich immer um ein und dasselbe Menuett handelte, fiel zunächst nicht auf. Eines Sonntags roch ihr Vater jedoch den Braten und fragte sie leicht gereizt, ob sie denn mittlerweile auch etwas anderes vorspielen könne. Sein Töchterchen musste wahrheitsgemäß verneinen, und sie gestand, dass sie dem Klavierunterricht wohl zu häufig fern geblieben war. Für Hubert und Elsie Wirtz zerplatzte der Traum, in ihrer Tochter einen weiblichen Sergei Rachmaninow entdeckt zu haben, und Mildreds musikalische Laufbahn fand ein abruptes Ende. Befreit von dieser schweren

Last, konnte sie sich wieder ganz ihrer wahren Leidenschaft widmen: der Medizin!

Da ihr das Verarzten der Puppen auf Dauer zu langweilig war, wandte sie sich dem Hauspersonal zu. Weder die Haushälterin noch Gärtner oder Chauffeur fanden vor ihr Gnade – Mildred quengelte so lange herum, bis einer von ihnen nachgab, sich auf den Boden legte und einen Patienten mimte. Der hochgewachsene, stets wie aus dem Ei gepellte Chauffeur wurde regelmäßig mit «schweren Verletzungen nach einem Autounfall» in ihre Kinderzimmerpraxis eingeliefert, und sie improvisierte die Wunden, indem sie großzügig Erdbeermarmelade auf seinem Gesicht und Hals verteilte. Mit Desinfektionspulver und Salbe, bestehend aus Mehl und reiner Butter, verarztete sie anschließend die dramatischen Verletzungen, und der komplette Kopf des armen Mannes wurde mit Mull aus der väterlichen Praxis verbunden. Dem buckeligen Gärtner erging es wenig besser: Sein Gesicht war mit «Schnittverletzungen» von der Gartenarbeit übersät und wurde ganz ähnlich wie der Chauffeur behandelt. Die leicht übergewichtige Haushälterin traf es am schlimmsten: Sie musste sich aus unbekannten Gründen einer «schweren Bauchoperation» unterziehen. Als sterile Abdecktücher wählte Mildred die feinen, frisch gestärkten Damastservietten, die eigentlich ausschließlich für Besuch vorgesehen waren. Damit wurde der nackte Bauch rundum abgedeckt, nur die zu operierende Fläche blieb frei. Eine ordentliche Portion Rübenkraut diente zur Desinfektion und als Jodersatz. Anschließend kamen wieder Marmelade, Mehl und Butter zum Einsatz. Die kleine Frau Doktor war stets mit Feuereifer bei der Sache, die Patienten hingegen erduldeten, um ihre Stellung fürchtend, die klebrige Prozedur. Einzig Mildreds amerikanische Mutter war not amused über die verdreckten Edelservietten und die schwindenden Marmeladen- und Buttervorräte. Der Spaß am Nachmittag hatte für die vielversprechende Nachwuchsmedizinerin regelmäßig Stubenarrest zur Folge; den akzeptierte sie jedes Mal ohne Widerworte. In ihren Augen war es das Vergnügen wert gewesen.

«FRAU MEYER» STIRBT

Sehr schmerzhafte Bilder erscheinen vor meinem inneren Auge. Ich lasse Gefühle zu, obwohl alles in mir danach schreit, sie zu verdrängen. Aber auch diese Gefühle sind mit den Erinnerungen an meine Mutter verbunden.

Im März 1985 fuhr mein Vater mit meinen beiden Geschwistern für drei Wochen in unser Haus nach Hinterthal. Sie sollten ihre Osterferien ein wenig genießen und so wenig wie möglich von dem finalen Leiden unserer Mutter mitbekommen. Zu diesem Zeitpunkt war sie noch bei uns zu Hause und konnte kaum mehr das Bett verlassen. Sie hatte entsetzliche Schmerzen, und die verordneten Morphintropfen verloren schnell an Wirkung.

Das Haus war nun sehr still, auch unsere Haushälterin war in ihren wohlverdienten Urlaub gefahren. Ich war mit meiner Mutter allein, nur die rührende Frau Kerp kam mindestens zweimal am Tag zu uns und kümmerte sich fürsorglich um die alltäglichen Belange. Selbstverständlich wollte meine Mutter am Nachmittag nach wie vor die anstehende Büroarbeit erledigen und über alle Vorkommnisse in der Krebshilfe genauestens informiert werden. In diesen Stunden trat ihre eigene Erkrankung scheinbar völlig in den Hintergrund, sie war wie ausgewechselt und hoch konzentriert bei der Sache. Anschließend fiel sie völlig erschöpft in einen tiefen Schlaf. Später am Abend kam unser

Hausarzt Dr. Graf von Westphalen nach einem langen Tag in seiner Praxis noch vorbei. Es verging kein Abend, an dem er nicht nach ihr sah.

Danach waren wir wieder allein, und uns graute jedes Mal vor der bevorstehenden Nacht. In den Nächten wurde sie besonders heftig von Schmerzen gequält, verbunden mit einer nicht gekannten inneren Unruhe. Obwohl mein eigenes Zimmer nur wenige Meter von ihrem entfernt lag, packte ich meine Bettwäsche und richtete mir auf dem Sofa, nah an ihrem Bett, eine Schlafstelle ein. Beim kleinsten Laut, den sie von sich gab, war ich auf der Stelle bei ihr und versuchte sie zu trösten oder zu beruhigen. In einer Nacht überkamen sie so heftige Schmerzen, dass sie mich verzweifelt anflehte, ihr noch eine Dosis vom ohnehin schon hoch dosierten Schmerzmittel zu geben. Ich hatte jedoch zuvor von Professor Pichelmaier, dem Chefarzt, der sie in der Kölner Uniklinik behandelte, einen genauen Plan über die täglich zu verabreichende Medikation bekommen und wusste, dass wir die erlaubte Dosierung längst erreicht hatten. Ich war völlig verzweifelt; mir war klar, dass ich nachts um drei niemanden mehr erreichen würde.

Meine Mutter krümmte sich vor Schmerzen, und ich wollte und musste ihr helfen. So entschloss ich mich, trotz eindringlicher Warnung des behandelnden Arztes, ihr weitere Schmerzmittel zu geben. Ihren dankbaren Blick, als die Schmerzen einer angenehmen Müdigkeit wichen, habe ich noch heute klar vor Augen. Aber in mir stieg Panik auf. Würde sie die Nacht überleben? Hatte ich ihr gerade eine tödliche Dosis verabreicht? Meine Mutter fiel in einen tiefen, ruhigen Schlaf, und ich saß betend an ihrem Bett. In dieser Nacht rührte ich mich nicht von der Stelle und beobachtete aufmerksam ihren ruhigen, flachen

Atem. Ich starrte auf ihre Bettdecke, die sich kaum erkennbar hob und senkte, und weinte leise vor mich hin.

Erst am darauffolgenden Mittag öffnete sie ihre Augen wieder und lächelte. Wir beschlossen, keinem Menschen etwas von dieser mehr als riskanten Aktion zu erzählen, und glücklicherweise blieb es bei diesem einen Mal. In dieser schweren und intensiven Zeit waren wir eine verschworene Gemeinschaft. Wir wurden zu einer Einheit und hielten wie Pech und Schwefel zusammen.

Eines Abends saß ich wie immer an ihrem Bett und versuchte, meine Mutter mit gespielter Fröhlichkeit zu unterhalten. Plötzlich wurde sie ernst, nahm meine Hand und sagte: «Cornelchen, du musst wissen, dass ich mich nicht vor dem fürchte, was jetzt auf mich zukommt. Ich weiß, dass ich sterben werde, und ich habe mich mit dem Tod arrangiert.» Am liebsten hätte ich mir die Ohren zugehalten und laut geschrien, aber ich riss mich zusammen, denn ich spürte, dass es ihr wichtig war, mir ihre Gedanken mitzuteilen. Sie fuhr fort: «Du bist meine Große und hast mehr Stärke und Kraft in dir, als du ahnst. Bitte, sei jetzt für deine jüngeren Geschwister da. Sie sind in einem schwierigen Alter und brauchen deinen Trost und ganz viel Zuwendung. Versprich mir, dass du für sie da bist und dafür sorgst, dass beide einen gescheiten Schulabschluss machen. Das ist meine große Bitte, und ich möchte, dass du mir das in die Hand versprichst.»

Ich atmete tief durch, drückte ihre Hand ganz fest und sagte: «Mama, das verspreche ich dir.»

Dann konnte ich die Tränen nicht mehr zurückhalten und fing bitterlich an zu weinen. Ich wusste selbst nicht, wie ich nach ihrem Tod auch nur einen Tag weiterleben sollte, und nun hatte ich auch noch die Verantwortung für meinen sechzehnjährigen

Bruder und meine fünfzehnjährige Schwester übernommen. Natürlich hatte ich mir schon im Vorfeld Gedanken um die beiden gemacht, da unser Vater, der nach seiner politischen Laufbahn nach wie vor noch sehr viel unterwegs war, das nicht würde leisten können. Ich hatte für mich im Stillen auch schon entschieden, die nächsten Jahre zu Hause bei der Familie zu bleiben. Aber mit dem Versprechen, das ich meiner Mutter eben gegeben hatte, wurde aus einem Gedankenspiel eine in die Hand versprochene Zukunftsvision.

Sie schaute mich die ganze Zeit eindringlich an, und als ob sie meine Gedanken gelesen hätte, sagte sie: «Du musst keine Angst haben vor dem, was kommt. Ich werde immer bei dir sein. Uns kann nichts trennen, und ich lasse dich niemals alleine. Niemals! Du wirst es sehr bald wissen, denn ich habe mir ganz fest vorgenommen, dir ein Zeichen zu geben. Ganz egal, wo ich nach dem Tod sein werde, ich lasse dich deutlich spüren, dass ich dir immer ganz nah sein werde.»

Schlagartig ging es mir besser. Ich sah sie an und wusste, dass sie jedes Wort so meinte, wie sie es sagte. Was für eine tröstende Vision. Ich wusste: Wenn es eine schafft, sich nach dem Tod bemerkbar zu machen und mit einem lebenden Menschen Kontakt aufzunehmen, dann würde sie es sein.

«Bitte lass mich nicht zu lange warten, Mama», entfuhr es mir.

Sie entgegnete ganz ruhig: «Das überlass bitte mir. Ich werde schon den richtigen Zeitpunkt bestimmen.»

Damit war das Thema erledigt, und wir sprachen über ihre nächste Mahlzeit. Schon seit Wochen kämpfte sie verzweifelt gegen ihre permanente Übelkeit und Appetitlosigkeit. Ich rieb einen Apfel für sie oder bereitete eine kleine Portion Kartoffelpüree zu; doch egal, was ich ihr servierte, sie konnte nichts mehr bei sich behalten. Alles landete, kaum war es geschluckt, wieder im hohen Bogen auf dem Teller. Manchmal war sie darüber so verzweifelt, dass sie versuchte, das eben Erbrochene wieder zu essen. Sie rang mit übermenschlicher Kraft um jeden Löffel Nahrung, aber ihr Körper weigerte sich, auch nur einen Bissen bei sich zu behalten. Was mag sie wohl in diesen Momenten gefühlt haben?

Ich selbst hatte vor lauter Kummer schon lange Zeit nichts mehr gespürt, am wenigsten ein Gefühl des Hungers. Ab dem Zeitpunkt, an dem meine Mutter sich so mit dem Essen quälte, stellte ich, scheinbar unbemerkt von meinem Umfeld, die Nahrungsaufnahme komplett ein.

Ich ignorierte die Tatsache, dass meine Kleidung immer weiter, ich hingegen immer weniger wurde. Wahrscheinlich war es das Bedürfnis, wenigstens etwas in meinem Leben kontrollieren zu können, wenn ich schon das Sterben meiner Mutter nicht aufhalten konnte. Oder war es der heimliche Wunsch, meiner Mutter auf ihrem Weg zu folgen? Ich kann das bis heute noch nicht beantworten, weiß aber, dass sich auch mein körperlicher Zustand von Tag zu Tag verschlechterte. Dr. Graf von Westphalen und Frau Kerp bekamen natürlich sehr wohl mit, wie es um mich stand. Sie telefonierten konspirativ mit meinem Vater in Österreich, und die drei beschlossen, dass ich die letzte Ferienwoche mit meinen Geschwistern in Hinterthal verbringen und mein Vater zurück nach Hause kommen sollte.

Vor vollendete Tatsachen gestellt, wehrte ich mich mit Händen und Füßen gegen diesen Plan. Ich konnte und wollte meine Mutter nicht allein lassen. Selbstverständlich würde mein Vater nach Kräften für sie sorgen, aber ich hatte beschlossen, nicht mehr von ihrer Seite zu weichen, und weder der Arzt noch Frau Kerp konnten mich von ihrem Vorhaben überzeugen. Erst als meine Mutter zu mir sagte: «Ich wünsche mir, dass du in den Bergen und beim Skifahren ein wenig Energie und Freude tankst», willigte ich ein.

Es dauerte nur drei Tage, bis ich die Nachricht erhielt, dass meine Mutter wieder in der Uniklinik lag. Mein Vater und ich waren uns einig gewesen, dass sie bis zum letzten Atemzug zu Hause, in ihrer gewohnten Umgebung bleiben dürfe, was ihr großer Wunsch gewesen war. Doch meine Mutter entschied sich anders. Als sie in meiner Abwesenheit in die Uniklinik gefahren wurde, um sich einer weiteren Kontrolluntersuchung zu unterziehen, rief sie Frau Kerp an und sagte: «Es ist bequemer, wenn ich gleich dableibe. Bringt mir bitte ein paar Sachen vorbei.» Genau so war meine Mutter. Sie sagte, dass es bequemer sei, und wahrscheinlich war in ihrer Stimme nicht im Geringsten so etwas wie Angst oder Erschöpfung zu hören.

Es erfolgte noch ein letzter kleiner Eingriff, bei dem ihr ein Dauerkatheter am Hals gelegt wurde, durch den sie permanent mit Schmerz- und Betäubungsmitteln versorgt wurde. Durch diese Medikamente schlief sie viel, war häufig in einem Dämmerzustand, dann jedoch wieder hellwach.

Nach meiner Rückkehr eilte ich zu ihr in den sechzehnten Stock der Klinik und fand sie aufgeräumt und entspannt; sie hatte für sich die richtige Entscheidung getroffen.

Von nun an wechselten Frau Kerp, mein Vater und ich uns mit den Besuchen bei ihr ab. Sie sollte so wenig wie möglich allein sein. Frau Kerp war am Vormittag bei ihr, ich löste sie dann, nachdem meine Geschwister aus der Schule gekommen und zu Mittag gegessen hatten, nachmittags ab. Abends kam dann mein Vater im Schutz der Dunkelheit über einen Hintereingang der Klinik. Er durfte nicht gesehen werden, denn sonst wäre die Presse rasch aufmerksam geworden.

Meine Mutter lag nicht unter ihrem richtigen Namen in der Klinik, sondern unter «Frau Meyer», ohne einen Vornamen. Wurde sie in ihrem Bett zu einer Untersuchung gefahren, bei denen ich häufig dabei war, legten die Pfleger ein Laken über sie, damit Mitpatienten sie nicht erkannten. Dieses Bild war kaum zu ertragen; das Tuch sah aus wie ein Leichentuch.

Manchmal dauerte die Untersuchung eines Patienten, der vor ihr an der Reihe war, länger. Dann schob man sie in eine Abstellkammer – alles nur, damit sie unerkannt bleiben konnte. Kaum war die Tür hinter uns geschlossen, zog sie sich das Laken vom Gesicht, rief: «Kuckuck!» und sagte lachend: «Guck mal, wo ich gelandet bin! Von der Villa Hammerschmidt in ein Kabuff in der sechzehnten Etage eines Krankenhauses.»

Nie konnte meine Mutter ihr Krankenzimmer verlassen, auch nicht nach den ersten Operationen, als es ihr noch möglich gewesen wäre. Viele Patienten gingen in den kleinen Park der Klinik, um die frische Luft zu genießen und wieder zu Kräften zu kommen. Aber das war ihr nicht möglich; sie ging nur in ihrem Zimmer auf und ab, ein paar Meter vor, ein paar Meter zurück. Diese unverschuldete Form der «Einzelhaft» bedrückte sie, obwohl sie diese freiwillig gewählt hatte.

Wie gern hätte ich aus ihrem Zimmer eine «Doppelzelle» gemacht, um ihr in der Nacht Gesellschaft zu leisten, aber es war nicht erlaubt. Oft wachte ich in den Nächten auf, weil ich spürte, dass sich meine Mutter hatte übergeben müssen; unser Band war so eng, dass ich genau wusste, wann sie Schmerzen hatte. Am Tag danach fragte ich dann, wie es meiner Mutter in der vorherigen Nacht ergangen war, und jedes Mal bestätigten mir der diensthabende Arzt oder eine Schwester das, was ich gefühlt hatte. Alle Nachtschwestern hatten meine Telefonnummer, und ich bat sie: «Wenn irgendetwas ist, dann rufen Sie mich bitte an!» Ich schlief oft schon, als das Telefon klingelte. Sofort war ich hellwach, griff zum Hörer: «Ihre Mutter ruft nach Ihnen. Sie ruft immer ‹Cornelia, Cornelia.›» Ich sprang in meine Hosen, zog ein T-Shirt über, eine Jacke, setzte mich ins Auto und fuhr los. In den allermeisten Fällen war sie bei meiner Ankunft wieder ruhig eingeschlafen. Dann setzte ich mich leise zu ihr ans Bett, nahm ihre Hand und sah ihr beim Schlafen zu. Ich blickte in ihr ausgezehrtes, von der Krankheit gezeichnetes Gesicht und dachte daran, dass ihre schönen dunkelblauen Augen jetzt übergroß in ihren Höhlen lagen. Häufig zwitscherten schon die ersten Vögel, wenn ich mich im Morgengrauen wieder auf den Heimweg machte.

Meine Geschwister wussten nach wie vor nichts von der Schwere der Erkrankung unserer Mutter. Sie wählte einen Tag im Mai sehr bewusst, um sich von ihren beiden jüngsten Kindern zu verabschieden, denn sie spürte wohl sehr deutlich, dass ihre Kräfte von Tag zu Tag weniger wurden und ihr nicht mehr viel Zeit blieb. Zwei Wochen vor ihrem Tod sagte sie zu mir: «Bring bitte morgen Nachmittag die Kleinen mit. Ich möchte mich ganz bewusst, aber leise von ihnen verabschieden.»

In diesem Moment fühlte es sich an, als ob es mein Herz vor Schmerz zerreißt. Mir wurde wieder einmal klar, dass sie den nahen Tod spürte und ihn angenommen hatte. Sie wusste, dass sie binnen kurzer Zeit keine Kraft mehr für diesen schweren Abschied haben würde, und wünschte sich, dass die beiden sie als starke, fröhliche Mama in Erinnerung behalten.

Beim Abschied umarmte sie Andrea und Martin und vermittelte ihnen das Gefühl, sie würde sicher bald wieder gesund sein und nach Hause zurückkommen. Keine Sekunde ließ sie sich anmerken, dass sie wusste, was auf sie zukam.

Nur mir war klar, was diese Stunde am Bett bedeutete, und ich konnte kaum ertragen, wie sie den beiden nachsah, als sie das Krankenzimmer verließen. Es sollte das letzte Mal sein, und es war ein stiller Abschied.

Schwer war für mich nicht nur der Krankenbesuch meiner Geschwister – ich hatte meiner Mutter versprochen, mit niemandem über die Schwere ihrer Erkrankung zu reden, weder mit Andrea und Martin noch mit Freunden. Die einzigen Menschen, mit denen ich über das Sterben meiner Mutter hätte sprechen können, wären mein Vater oder Frau Kerp gewesen. Mein Vater war selbst nicht in der Lage, mit mir über meine Gedanken und Empfindungen zu sprechen; wie viele Männer konnte auch er nicht mit Krankheit umgehen. Er besuchte meine Mutter so oft er konnte in der Klinik, aber im Grunde versuchte er zu verdrängen, dass seine so starke Ehefrau auf eine derart schreckliche Weise dahinsiechte. Ihr Anblick war für ihn kaum auszuhalten, und mit Sicherheit spielte auch die Erinnerung an den Krebstod seiner ersten Frau dabei eine Rolle. Auch sie war viel zu früh an Darmkrebs verstorben.

Kam er abends heim, so zog er sich sogleich in sein Zimmer zurück. Zu gern hätte ich mich mit ihm ausgetauscht, aber er wollte nicht über seinen Schmerz reden. Auch Frau Kerp trauerte für sich allein, und ich wollte sie nicht zusätzlich belasten.

In meiner großen Not traf ich mich einmal mit meinem besten Freund Claus. Um nicht von meiner Situation zu sprechen, projizierte ich all meine Trauer, Schmerzen und Ängste auf eine imaginäre Freundin, deren an Krebs erkrankte Mutter im Sterben lag. Endlich konnte ich auf diese indirekte Art von mir erzählen. Jener Freund sagte mir später: «Conny, ich habe sofort gewusst, dass du über dich sprichst. Sofort!» Doch er hatte es damals nicht durchblicken lassen, meinte, er hätte mir kein schlechtes Gewissen machen wollen. Aber ihm war klar, dass es nur um meine Mutter und mich gehen konnte.

Meine Mutter wollte nicht, dass die Menschen von ihrer Krebserkrankung erfahren, denn sie befürchtete, dass ebenfalls betroffene Patienten ihren Glauben an eine Heilung verlieren könnten. Sie sagte: «Ich darf nicht sterben. Ich muss das hier schaffen, denn sonst wirft das die Arbeit der Krebshilfe um Jahre zurück.» Sie hatte mit ihrer Bürgerbewegung etwas Positives bewirken wollen, wollte den Menschen ihre Ängste nehmen, und sagte immer wieder voller Überzeugung: «Die Chance liegt in der Früherkennung, dadurch verbessern sich die Aussichten auf eine Heilung deutlich.» Und gerade die Frau, die das gepredigt hatte, hätte mit dem Publikwerden ihrer Erkrankung erneut Ängste geschürt. Ihr war sehr bewusst, dass ihr bösartiger Tumor zu einem der aggressivsten Karzinome zählte.

Die Erschütterung über ihren Tod hat ihre Befürchtungen zum Teil bestätigt. Die Deutsche Krebshilfe erreichte eine Flut von Briefen hoffnungsloser und deprimierter Menschen; in weiser Voraussicht setzte meine Mutter deshalb alles daran, ihre Krankheit und deren Verlauf geheim zu halten. Ich hatte das verstanden und nahm dieses Schweigegelübde auch sehr ernst. Dennoch war es fast übermenschlich schwer, es zu befolgen.

Neben den behandelnden Ärzten und dem Pflegepersonal war nur ein kleiner Kreis eingeweiht. Nicht einmal unsere Haushälterin wusste Bescheid; ihr wurde gesagt, Frau Scheel hätte

185

wieder eine schlimme Grippe. Nur so ließ sich verhindern, dass etwas durchsickerte, denn die Medien hätten die Erkrankung sofort zur Schlagzeile gemacht. Meine Mutter kontrollierte auch das, indem sie jeden Tag die Zeitungen las, die man ihr unbedingt ins Krankenhaus mitbringen musste. Kurz vor ihrem Tod wurde der Presse die traurige Information über die Krankheit meiner Mutter zugespielt, und jede Zeitung titelte mit dem Drama um Mildred Scheel. Frau Kerp brachte ihr daraufhin die Ausgaben vom Vortag mit und legte alte Titelblätter um den aktuellen Innenteil. Da meine Mutter zu diesem Zeitpunkt jedoch kaum noch bei Bewusstsein war, blieben diese Schlagzeilen bis zuletzt vor ihr verborgen.

Damals war bereits das Dr.-Mildred-Scheel-Haus in Planung, ein Palliativzentrum auf dem Campus jener Kölner Uniklinik, in der sie lag. Es sollte das erste Zentrum dieser Art in Deutschland werden, in dem unheilbar Kranke die nötige Versorgung erfahren würden. Dahinter stand die Idee, die letzte Lebensphase eines Sterbenden so lebenswert wie eben möglich zu gestalten.

Die Übernachtungsmöglichkeit von Angehörigen im Zimmer des Patienten war ein Teil der Planung. Die Fenster sollten möglichst bis zur Decke gehen, damit die Patienten, die nicht mehr in der Lage waren aufzustehen, im Liegen nach draußen sehen konnten. Die Zimmerdecken wurden als Himmel gestaltet, mit gemalten Wolken, sodass jeder beim Blick nach oben seiner Phantasie freien Lauf lassen konnte. All das hatte meine Mutter noch verfügt, basierend auf den Erfahrungen, die sie im Umgang mit Schwerstkranken gemacht hatte. Auch der Spiegel im Badezimmer sollte verhängt werden können, falls der- oder diejenige extrem abgemagert oder vom Tod gezeichnet war und das eigene Spiegelbild nicht mehr ertragen wollte. Meine Mutter sagte der verantwortlichen Architektin: «Wer mag sich noch die Zähne putzen, wenn man das eigene Gesicht nicht mehr ertragen oder sich nicht mehr erkennen kann?»

Sie selbst erlebte die Umsetzung ihrer Ideen nicht mehr; die Palliativstation wurde erst sieben Jahre nach ihrem Tod, 1992, fertiggestellt. Ich besuchte diese Station zum ersten Mal gemeinsam mit meinem guten Freund Jürgen Domian im Frühsommer 2005. Nach so vielen Jahren wollte ich diese Einrichtung endlich kennenlernen, auch, um mir vorzustellen, wie meine Mutter sich gefühlt hätte, wäre sie hier untergekommen und nicht in den obersten Etagen eines Hochhauses.

Jeder Raum im Haus führt auf einen mit Blumen bewachsenen Innenhof, es gibt eine Wiese, einen Goldfischteich, und bei schönem Wetter ist es möglich, das Bett in den Garten hinauszurollen. Der Patient kann die Sonne spüren und genießen und den Vögeln lauschen. Seit Bestehen dieser großartigen Einrichtung haben mir schon viele Angehörigen von Patienten berichtet, wie entspannt und glücklich die letzten Wochen und Tage für alle Beteiligten waren. Immer wieder wurde das überaus kompetente und einfühlsame Team von Ärzten und Pflegepersonal in den höchsten Tönen gelobt. Jürgen ist seit unserem Besuch ein großer Unterstützer dieses Hauses und auch der Palliativmedizin im Allgemeinen.

Zwei Wochen vor ihrem Tod fragte ich meine Mutter einmal, ob sie in dieses Haus gegangen wäre, wäre es schon fertiggestellt gewesen. Sie schüttelte den Kopf: «Nein, auf keinen Fall! Ich möchte unbedingt den Eindruck vermeiden, ich hätte diese Station für mich bauen lassen.»

Als sich das Dr.-Mildred-Scheel-Haus in der ersten Planungsphase befand, wusste meine Mutter noch nicht um ihre eigene

187

Erkrankung, aber als Medizinerin war ihr klar, wie wichtig die Palliativmedizin ist und wie unerlässlich Trost und Beistand in der letzten Lebensphase sowohl für die Patienten wie auch für deren Angehörige sind.

Als meine Mutter im Frühling 1985 in der Uniklinik lag, gab es dort schon eine kleine Palliativabteilung, ein Stockwerk höher und geführt von Ingeborg Jonen-Thielemann. Sie übernahm später die ärztliche Leitung des Dr.-Mildred-Scheel-Hauses. In der Uniklinik waren für die Pflege schwerstkranker Patienten nur drei Zimmer, ein Schwesternzimmer und ein Aufenthaltsraum vorgesehen; das Angebot, sie hier unterzubringen, lehnte meine Mutter vehement ab: «Ich werde auf keinen Fall eins dieser wenigen Zimmer in Anspruch nehmen.» Dieser Wunsch wurde respektiert, aber ohne ihr Wissen erfuhr sie dennoch die palliative Versorgung und wurde rund um die Uhr von Schwestern und Pflegern versorgt. An dieser Stelle möchte ich dem gesamten Team von damals im Nachhinein nochmals meinen Dank aussprechen.

Am Sonntag, dem 12. Mai 1985, war Muttertag. Als ich am Mittag leise ihr Zimmer betrat, war es sehr still. Meine Mutter schlief ungewöhnlich tief und sah dabei ruhig und entspannt aus. Das war ein ausgesprochen friedlicher und schöner Anblick, und ich trat an ihr Bett, nahm vorsichtig ihre schmale Hand und gratulierte ihr leise flüsternd zum Muttertag. Bei dem Versuch, den kleinen bunten Biedermeierstrauß, den ich ihr mitgebracht hatte, so leise wie möglich auf ihren Nachttisch zu stellen, machte ich eine ungeschickte Bewegung und warf eine Schnabeltasse zu Boden. Ich erschrak fürchterlich und rief laut:

«Oh, entschuldige, Mama!» Doch sie zuckte noch nicht einmal mit einem Augenlid. Ich hatte das Bedürfnis, nach ihr zu rufen, aber ich biss mir auf die Lippen und versuchte, den dicken Kloß in meinem Hals herunterzuschlucken.

Wir waren zu zweit im Zimmer, und doch fühlte ich mich plötzlich ganz allein. Mittlerweile hatte sich der Himmel völlig zugezogen, irgendwann begann es zu regnen, und ein gewaltiges Gewitter zog auf; draußen herrschte wirklich Weltuntergangsstimmung. Hier, in ihrem Zimmer, in dem sie so viele Qualen hatte erleiden müssen, war es dagegen friedlich und auf eine ganz besondere Weise ruhig. Ich begriff, dass sie dabei war, sich auf den Weg zu machen, und ich wusste, dass ich das zu akzeptieren hatte. Einen letzten Wunsch hatte ich aber noch: Ich wollte ihr noch einmal ganz nah sein und meine Mutter in meinen Armen halten, wohl wissend, dass es das letzte Mal sein würde. Ich zog meine Schuhe und meine Hose aus und legte mich zu ihr ins Bett. Sie schlief lächelnd weiter, und ich hielt sie ganz fest.

So lagen wir eine Weile still nebeneinander, und schließlich begann ich, ihr schöne Worte mit auf den Weg zu geben. Schöne Gedanken und Gefühle sollten sie auf dieser Reise begleiten. Ich erzählte ihr, wie sehr ihre Kinder sie liebten, was für ein schönes und erfolgreiches Leben sie geführt hatte. Ich konnte nicht aufhören, ihr für alles, was sie für mich getan hat, zu danken und ihr zu versichern, dass Andrea und Martin, wie auch ich, dank ihr so stark geworden waren, dass wir alles mit der Gewissheit ihrer Liebe im Herzen meistern würden. Ich versicherte ihr auch, dass Walter seinen Schmerz überstehen und wir jetzt alle noch mehr zusammenrücken würden. «Mama, ich bin so stolz und glücklich, deine Tochter sein zu dürfen», wiederholte ich immerzu.

«Dieses Gefühl werde ich immer in mir tragen, solange ich lebe.»

Plötzlich öffnete sich die Tür, und mein Vater betrat das Zimmer. Es war bereits Abend geworden, und er wollte zu seiner Frau, damit ich mit den beiden Kleinen zu Abend essen sollte. Ich hatte nicht bemerkt, wie schnell die Zeit verflogen war. Er war ein wenig erstaunt, seine Frau und seine Tochter im Bett vorzufinden, doch stellte er keine Fragen.

Rasch zog ich mich wieder an und sagte zu ihm: «Ich fühle, dass Mama nicht mehr wirklich in diesem Raum ist.» Er nickte nur und setzte sich zu ihr ans Bett. Als ich ging, fiel mein Blick auf den Urinbeutel, der an ihrem Bett hing. Obwohl sie den ganzen Tag dank Infusionen mit Flüssigkeit versorgt worden war, war er kaum gefüllt. Auf dem Flur traf ich auf die Stationsschwester und fragte sie, ob das nicht ein beunruhigendes Zeichen sei. Sie meinte nur, dass das schon mal vorkommen könne, morgen würde meine Mutter dann wohl die doppelte Menge ausscheiden. Welches Morgen, dachte ich nur. Ich bat wieder darum, diese Nacht bei meiner Mutter verbringen zu dürfen, doch die Schwester entgegnete, wie schon die vielen Male davor, dass das Übernachtungsverbot von allerhöchster Stelle entschieden wurde und sie keinerlei Handlungsmöglichkeit habe. Am Ende bat ich sie, dass ich für den Fall, dass sich ihr Zustand verschlechtern würde, bitte telefonisch benachrichtigt werde. Sie gab mir die Hand und versicherte, dass das nach wie vor geschehen würde.

Als ich die Klinik verließ, tobte das Unwetter über Köln noch immer. Ich stieg in mein Auto und ließ auf der Rückfahrt meinen Tränen freien Lauf. Ich brüllte meinen Schmerz hemmungslos heraus; zu Hause begegnete ich dann gewohnt ruhig und aufgeräumt meinen Geschwistern und richtete ihnen ganz liebe Grüße von der Mama aus.

In dieser Nacht, es war der 13. Mai 1985, rief mich niemand an. Ich wusste noch nicht, dass mein Vater das veranlasst hatte, um mich zu schützen, ich sah nämlich immer erbärmlicher aus. Doch nach wie vor war ich im festen Glauben, die Schwestern würden sich bei mir melden, wenn es ernst werden würde.

Mitten in der Nacht wurde ich plötzlich wach und hatte die Gewissheit: Meine Mutter ist tot. Sie hat es geschafft.

Ich hatte den Gedanken noch nicht zu Ende gedacht, als ich das Telefon im Zimmer meines Vaters läuten hörte. Es konnte nur das Krankenhaus sein, davon war ich überzeugt.

Ich stand auf, duschte kurz und zog mich an, alles völlig mechanisch. Als ich aus dem Bad trat, kam mein Vater aus seinem Schlafzimmer, ebenfalls angezogen.

«Willst du mich nicht mitnehmen?», fragte ich.

«Natürlich», sagte er. «Komm.»

Es war halb vier morgens. Mein Vater fuhr zur Uniklinik. Wir sprachen kein einziges Wort.

Seltsamerweise fühlte ich in diesem Moment keine Trauer. Vielleicht stand ich unter Schock. Die tiefe Trauer sollte mich kurz darauf jedoch umso vehementer einholen.

Im Krankenhaus angekommen, ging mein Vater zuerst zu ihr ins Zimmer. Ich weiß nicht mehr, wie lange er bei ihr blieb. Irgendwann öffnete sich die Tür, er kam leise heraus, nahm mich in den Arm und sagte: «Geh du jetzt zu ihr.» Ich sah, dass er geweint hatte.

Dann stand ich vor ihrem Bett; es war ein schönes Bild. Da lag meine Mutter. Sie sah noch viel entspannter aus als am Nachmittag zuvor. Langsam ging ich zu ihr und legte mich abermals zu ihr ins Bett. Ihre Körpertemperatur war schon etwas gesunken, sie fühlte sich kühler an, aber nicht kalt.

«Jetzt hast du es geschafft», sagte ich. «Jetzt ist alles gut. Aber denke an das Zeichen. Ab jetzt warte ich.»

Gemeinsam fuhren wir zurück, mein Vater und ich. Plötzlich sagte er: «Cornelia, du musst wissen, dass ich mir sehr große Sorgen um dich und deine Gesundheit mache. Deshalb hatte ich das Pflegepersonal angewiesen, nur noch mich im Notfall anzurufen.» Ich schwieg weiterhin, und dann sagte er leise: «Jetzt bin ich so dankbar, dass du da bist. So ist es richtig. Ich weiß nicht, ob ich diesen schweren Gang ohne dich geschafft hätte.»

Ich nahm seine rechte Hand und drückte sie ganz fest.

«Was machen wir jetzt nur? Wie sagen wir es den Kleinen, deiner Schwester und deinem Bruder?», fragte er, und ich spürte seine große Hilflosigkeit.

«Papa, wir teilen uns diese Aufgabe», meinte ich. «Du sagst es Martin und ich sage es Andrea.»

Mittlerweile war es sechs Uhr, bald würde der Wecker klingeln.

«Die Kinder gehen heute nicht zur Schule», sagte mein Vater. «Das finde ich richtig.»

Zu Hause ging ich ins Zimmer meiner Schwester und weckte sie ganz vorsichtig. Auf der Autofahrt hatte ich mir zurechtgelegt, was ich ihr sagen wollte, alles in einem möglichst ruhigen Ton. Doch in dem Moment, als Andrea mich ansah, schossen mir die Tränen nur so aus den Augen. Ich rief: «Die Mama ist tot! Die Mama ist tot!» Noch im Nachhinein tut es mir leid, dass ich mich von meinen Gefühlen habe überwältigen lassen, hatte ich doch sagen wollen: «Pass auf, alles ist gut. Mama ist erlöst.»

Andrea klammerte sich an mich, und wir beide weinten. Als unsere Tränen versiegt waren, versuchten wir in den Alltag zu finden. Meine Schwester hatte Hunger, und so gingen wir in unsere geliebte kleine Küche, in der auch schon mein Vater und Martin am Tisch saßen und frühstückten. Ich wunderte mich nicht, meinen Vater in diesem von ihm stets gemiedenen Raum vorzufinden. Diesmal ging es um Wärme und Nähe und nicht um die verdammte Etikette. Alle – bis auf meine Person – hatten einen richtig guten Appetit.

Ich überlegte, was ich denn nun mit meinen Geschwistern machen könnte. Mein Vater hatte sie in der Schule entschuldigt, doch sie sollten nicht den ganzen Tag nur trauernd herumsitzen. Und so entschied ich: «Nach dem Mittagessen fahren wir ins Phantasialand.»

Ich konnte mir sehr gut vorstellen, dass in kurzer Zeit Freunde und Bekannte meiner Eltern vor der Tür stehen würden, um uns ihr Beileid auszusprechen, und das wollte ich weder meinen Geschwistern noch mir zumuten.

Kaum war die letzte Nudel verdrückt, packte ich die beiden in mein Auto und fuhr mit ihnen in den Freizeitpark nach Brühl. Am Anfang war es sonderbar, denn Andrea und Martin waren ganz still, während wir nur von fröhlichen jungen Menschen umgeben waren. Aber nach und nach bekamen die beiden Spaß und ließen kaum eine Attraktion aus. Ich sah ihnen zu und freute mich mit ihnen. Warum hatte ich mich für diesen Vergnügungspark entschieden? Irgendwie war es ein Schritt nach vorn. Es gab noch Spaß im Leben, die Welt drehte sich weiter wie die Karussells, mit denen meine Geschwister fuhren. Ich dachte über Kulturen nach, in denen Menschen ganz anders mit Trauer umgehen als wir, in denen eine Totenwache gehalten wird, bei der die Menschen zusammenkommen, jeder bringt etwas zu essen mit, man singt gemeinsam, man erinnert sich des Toten, der noch mitten unter den Lebenden ist.

Meine Mutter war einfach weg.

In einem Spiegel, der zu einem Fahrgeschäft gehörte, sah ich mich selbst, und fast erschrocken wich ich zurück. So ähnlich hatte ich meiner Mutter noch nie gesehen. Mein Gesicht war so kantig wie ihres, als ich sie heute Morgen auf dem Bett hatte liegen sehen. Das Gesicht meiner kranken Mutter, nicht das, als sie noch vor Energie nur so strotzte. Es war alles so fremd.

Der Nachmittag im Phantasialand war unglaublich anstrengend für mich. Ich war abgemagert, hatte kaum noch Kraft. Im Gesicht sah ich aus wie meine kranke Mutter, ab dem Hals abwärts glich ich eher einem Skelett aus der Geisterbahn. Ständig musste ich mich hinsetzen, weil ich so schwach war. Soweit ich mich erinnere, fuhr ich auch in keinem Karussell mit.

Zu Hause ging dauernd das Telefon, davon konnte ich ausgehen. Mein Vater bestätigte das, als wir zurückkehrten. Immer wieder war ihm die Frage «Warum musste sie so früh sterben?» gestellt worden, so als hätte er sich für ihren Tod rechtfertigen und die Menschen trösten müssen. Dabei hatte er doch seine Frau verloren. Und auch ich war in den nächsten Tagen mit diesen Bemerkungen konfrontiert, dabei hatte ich doch meine Mutter verloren.

VERLASSEN VOM LEBENSMUT

Jeder von uns brauchte Trost – und fand ihn nur bedingt. Meine Geschwister wurden hoffentlich von ihren Mitschülern und Freunden aufgefangen, genau weiß ich es nicht. Mein Vater litt natürlich ebenfalls, doch er bemühte sich, viel mit uns zu sprechen. Lagen Andrea und Martin abends im Bett, saßen mein Vater und ich im Wohnzimmer zusammen. Er trank ein Glas Wein, ich nur Wasser. Keinen Tropfen Alkohol nahm ich damals zu mir; zum einen schmeckte er mir nicht, zum anderen hatte er Kalorien. Mein Vater sagte: «Gönn dir doch mal ein Gläschen, einfach nur, damit du dich entspannst. Du bist so angespannt!» Er ging in den Keller und holte den teuersten Wein herauf, den er besaß – eine Trockenbeeren-Spätlese, unglaublich süß, der Wein wurde fast schon aus Rosinen gemacht.

Er entkorkte das edle Getränk, schenkte mir ein Glas voll und forderte mich auf, davon zu kosten. Ich nippte kurz, dann stellte ich das Glas wieder hin. «Danke, das möchte ich nicht trinken.» Er versuchte alles, um an mich heranzukommen, aber ich ließ es nicht zu. Ich wollte mit meiner Trauer ganz allein sein. Mit meiner Mama hatte ich alles bis auf mein Leben verloren. Sie war mein Halt, mein Oben und mein Unten gewesen, ich hatte sie abgöttisch geliebt. Vor meinen Geschwistern spielte ich die zuversichtliche große Schwester, aber in Wahrheit sah ich keine Perspektive für ein Leben ohne sie an meiner Seite.

Papa hatte bemerkt, wie dünn ich geworden war, aber damals war diese Erkrankung, Magersucht genannt, noch nicht bekannt. Ich wusste ja selbst nicht, woran ich litt. Angefangen hatte es, als meine Mutter mir von ihrer Krebserkrankung erzählte, im Juli 1983. Seit diesem Moment hatte ich meinen Appetit verloren und bekam kaum einen Bissen herunter. Mit ihren Röntgenaugen war das meiner Mutter natürlich nicht entgangen. Als sie nachfragte, sagte ich nur: «Ich mache eine Diät.» Sie schüttelte den Kopf und meinte: «Nun übertreib es aber nicht.»

Als ich immer dünner wurde, zog ich zwei Pullover an, manchmal drei, weit und schlabberig, damit sie nicht sah, wie mager ich geworden war. Und irgendwie machte es mich merkwürdig stolz, dass ich alles so gut kaschieren konnte, dass meine Mutter nicht merkte, wie krank ich war, wie elend ich mich fühlte. Vielleicht hatte sie es auch bemerkt, war aber selbst zu schwach, um mit mir darüber zu sprechen.

Immer wieder zwang ich mich, etwas zu essen, dachte ich doch: Solange sie lebt, muss ich auch am Leben bleiben. Zeitweilig, nach ihrer dritten Operation, wog ich nur siebenunddreißig Kilo, und das bei einer Größe von einem Meter sechsundsiebzig. Ich schlief kaum noch, hatte Schwindelanfälle und Wachträume. Nur noch mit größter Anstrengung konnte ich mich auf den Beinen halten. Mit meinem Körper rebellierte ich gegen das, was meine Mutter unverschuldet erleiden musste.

Ungefähr vier Wochen vor dem Tod meiner Mutter, in ihrer finalen Phase, war ich in der Stadt gewesen und hatte in der Auslage eines Kiosks zufällig einen schon etwas älteren Sonderband der Zeitschrift EMMA gesehen, mit dem Titel «Durch dick und dünn». Es ging dabei um Essstörungen, und abgebildet waren auf dem Cover der dicke und der dünne Suppenkasper.

Etwas in mir bewegte mich dazu, diese Sonderausgabe zu kaufen. Danach setzte ich mich in ein Café und las das Heft von vorne bis hinten durch. Dann schlug ich es zu und fuhr heim. Zufällig war gerade mein Vater zu Hause. Ich gab ihm die EMMA und sagte: «Papa, du musst mir helfen, ich bin magersüchtig. Lies das, dann weißt du, was ich habe – genau das, was dadrin beschrieben wird.»

Er nahm das Heft und zog sich in sein Arbeitszimmer zurück. Nach einer Weile kam er heraus, ganz angespannt, und sagte: «Da müssen wir sofort etwas unternehmen.»

Ich hatte zwar keinen Lebensmut mehr, wollte aber nicht sterben. Ich wollte nicht, dass meine Geschwister nach der Mutter auch noch die Schwester verlieren. Das war ein Gedanke, der für mich sehr wichtig war.

Durch den Tod meiner Mutter wurde aus dem «Da müssen wir sofort etwas unternehmen» aber erst einmal nichts. Zunächst musste die Beerdigung geplant und vorbereitet werden. Die Stadt Bonn stellte meiner Mutter ein Ehrengrab auf dem Alten Friedhof bereit. Ich weiß, dass sie lieber in Köln begraben worden wäre, schließlich war sie ein echtes kölsches Mädchen und liebte diese Stadt. Häufig besuchte sie den Kölner Dom, sie liebte die rustikalen Brauhäuser, und an Karneval war sie kaum zu bremsen. Sie feierte und zelebrierte ausgelassen diese fünfte Jahreszeit. Und zur großen Verblüffung der fremden Anwesenden sang sie jedes Karnevalslied inbrünstig und textsicher mit.

Natürlich konnte ich mich nicht gegen meinen Vater durchsetzen, der mir immer wieder zu verstehen gab, was für eine große Ehre ihr mit diesem Grab doch zuteil würde. Ich sah das selbstverständlich ganz anders und diskutierte stundenlang mit ihm. «Bitte, Papa, lass sie doch in ihrem geliebten Köln bleiben.

Ich weiß, dass sie sich das gewünscht hätte.» Mein Vater blieb bei seiner Entscheidung, und er hatte als ihr Ehemann auch die Entscheidungsgewalt. Ich wähle hier bewusst das Wort «Gewalt», da es sich für mich so angefühlt hatte.

Mir blieb nur, mich mit dieser Entscheidung abzufinden und mich um die Trauerkleidung meiner Geschwister zu kümmern. Wir fuhren gemeinsam in die Stadt und kleideten uns komplett in Schwarz ein. Für mich kaufte ich zusätzlich noch ein fürchterliches Hütchen; mit dem Schleier daran wollte ich mein ausgemergeltes Gesicht verbergen.

Am selben Abend fragte mein Vater mich, ob ich für meine Mutter schöne Kleidung herauslegen würde, die sie auf ihrem letzten Weg tragen sollte. Ich war dankbar, dass er mir diese Aufgabe überließ, und hatte in Windeseile ihre Lieblingsstücke zusammengesucht. Ich muss an dieser Stelle wohl nicht erwähnen, dass nicht ein Teil zum anderen passte, aber ich war mir sicher, dass sie sich in den ausgewählten Kleidungsstücken wohlgefühlt hätte, und nur darauf kam es mir an.

Die große Trauerfeier fand dann am 20. Mai statt, einem Montag, genau eine Woche nach ihrem Tod. Alle wichtigen Politiker und Freunde hatten sich im Bonner Münster eingefunden, und es war eine würdige Verabschiedung. Ich verfolgte das Ganze wie in Trance. Mein ausgezehrter Körper war anwesend, und ich nahm abwechselnd meinen Bruder und meine Schwester in den Arm, aber die konkrete Erinnerung fehlt mir. Das einzige Bild, das ich von dieser Trauerfeier noch deutlich vor Augen habe, ist die Menschenmenge, die sich vor dem Münster versammelt hatte; wir traten aus der großen Kirche heraus, und der ganze Platz war voller Menschen. Und sie alle weinten. Gestandene Männer und junge Frauen ließen ihren Tränen freien Lauf und trauerten deutlich vernehmbar um einen wunderbaren Menschen. Dieses Bild hat mich tief beeindruckt, und ich spürte mich in dem Moment fast ein wenig aufgehoben in der Trauer der Fremden.

Anschließend fuhren wir zum Alten Friedhof, und die Beisetzung fand in einem kleineren Kreis statt. Weder meine Geschwister noch ich hatten die Kraft – ganz zu schweigen von der Lust –, am anschließenden Empfang in einem Hotel teilzunehmen. Wir blieben nur kurz und machten uns danach schnell wieder auf den Weg nach Köln. Wir wollten mit uns und unserem Schmerz allein sein.

Ich verlor immer mehr an Gewicht. Schließlich wog ich nur noch fünfunddreißig Kilo – und wurde umgehend in eine Klinik eingewiesen. Kein Blutwert war mehr in Ordnung, die Leber verfettet, ich konnte nicht mehr stehen, nicht mehr gehen. Ich war zweiundzwanzig und wurde zwangsernährt. Viele Abende saß mein Vater an meinem Bett. Ich dachte: Was muss er alles durchmachen. Erst hat er seine Frau verloren, und nun ist die Tochter todkrank. Manchmal versuchten wir über meine Mutter zu sprechen, doch meist stockte das Gespräch, es war alles viel zu schmerzhaft. Ich weinte sehr viel, und einmal sagte er zu mir: «Cornelia, du sollst nie mehr ohne Tränen weinen.» Erst da wurde mir bewusst, dass mein Körper schon nicht mehr imstande war, Tränen zu produzieren. Ich weinte hemmungslos, doch meine Wangen wurden nicht benetzt.

Dann gab es einen kritischen Zustand; Körper und Seele hatten wohl unterschiedliche Sehnsüchte. Eines Abends, ich lag auf meinem Zimmer und fühlte mich ungewöhnlich gut, war innerlich ruhig und hatte nicht wie sonst die Tage zuvor diese unbestimmte Furcht, trat eine Ärztin, die Nachtdienst hatte, an mein Bett, schaute mich an und sagte: «Was ist das denn hier? Hier wird nicht gestorben, das kannst du dir von der Backe putzen!» Sie spritzte mir Elektrolyte und verabreichte mir zig Infusionen. Die ganze Nacht blieb sie bei mir, redete mit mir: «Mein Gott, du bist doch noch so jung. Was du alles erleben wirst! Du wirst einmal eine glückliche Frau sein. Du wirst eine große Liebe kennenlernen.» Ich dachte: Ah, große Liebe. Dieser Gedanke gefiel mir. Auch merkte ich, wie ich durch die Medikation physisch stärker wurde. Die Ärztin hat mir in dieser Nacht das Leben gerettet.

Ich war erleichtert, denn ich hatte es mir ja zur Aufgabe machen wollen, meinen Geschwistern wenigstens ein bisschen die Mutter zu ersetzen. Ich wollte auf Elternsprechtage gehen und sie beim Mittagessen fragen: «Wie war's denn heute in der Schule?» Mein Vater war nach dem Tod seiner Frau nur kurze Zeit zu Hause geblieben, danach war er wieder viel unterwegs. Er war nach seiner Amtszeit als Bundespräsident zwar ein sogenannter Pensionär, aber es gab in der Funktion als Altbundespräsident noch genügend Termine, die er wahrnehmen konnte und auch wollte.

Nach ein paar Wochen begegnete ich im Krankenhaus einem jungen Mann. Er war ebenfalls Patient, obwohl er eigentlich als Pfleger auf einer anderen Station arbeitete, aber er litt unter einer massiven Gastritis und konnte nichts essen.

«Na, da haben wir doch was gemeinsam», begann ich unser erstes Gespräch.

Es entwickelte sich eine Beziehung zwischen uns, und er verbrachte auch nach seiner Genesung jede freie Minute bei mir. Ich konnte nicht glauben, dass sich so ein schöner junger Mann tatsächlich in mich verlieben konnte. Von meiner Persönlichkeit und von meinem Körper war ja kaum noch etwas vorhanden. Doch er ließ sich durch meine Zweifel nicht im Geringsten irritieren und wurde nicht müde, mir zu versichern, was für eine wertvolle und begehrenswerte Frau ich in seinen Augen sei.

Eines Tages rief ich ihn an seinem freien Tag frühmorgens an und bat ihn um Hilfe. Ich wollte nicht einen Tag länger in dieser Klinik bleiben; der leitende Arzt der Station hatte mir eröffnet, dass er mich noch mindestens drei Monate dort behalten wolle. Was für eine grauenhafte Vorstellung! Ich gab meinem Freund deutlich zu verstehen, dass ich abhauen würde und dafür dringend seinen Rat und seine Unterstützung bräuchte. Er machte erst gar nicht den Versuch, mir diesen Gedanken auszureden, sondern meinte nur, dass er ein wenig Zeit zum Nachdenken bräuchte. Da ich noch nicht einmal die Station verlassen durfte, wartete ich sehr gespannt auf eine Idee von ihm.

Nach einer guten Stunde rief er mich zurück. Er hatte einen Plan. «Kennst du den Speiseaufzug?», fragte er. «Ja klar, der liegt ja genau gegenüber von meinem Zimmer», erwiderte ich. «Exakt, nimm nur das Nötigste mit und steig in einem unbeobachteten Moment dort ein. Du bist so leicht, der trägt dich locker.»

Ich lachte laut auf: Als Magersüchtige über einen Speiseaufzug in die Freiheit zu gelangen, das hatte was. Er wies mich an, vor dem Einsteigen von außen auf den untersten Knopf zu drücken. So würde ich in den Keller gelangen, wo er in zehn Minuten auf mich warten wolle. Sein Plan funktionierte, und ich war wieder ein freier Mensch. Wir fuhren zu einer guten Bekannten von ihm, die ein opulentes Frühstück für uns alle vorbereitet hatte. Jetzt wollte ich essen und es aus eigener Kraft schaffen. Jedoch behinderte mich die Magensonde beim Schlucken so sehr, dass ich keinen Bissen runterbekam.

«Komm mit ins Bad», forderte mich mein Freund auf. Dort zog er mir mit geübten Handgriffen die verhasste Sonde, und ich frühstückte an diesem Vormittag zum ersten Mal seit Jahren mit Appetit und Genuss. Dieser Tag war für mich der erste auf meinem Weg zurück ins Leben.

Es war ein langer und steiniger Weg, auf dem die wichtigste Person, meine Mutter, fehlte. Wenn ein Mensch so wie ich die ersten zweiundzwanzig Lebensjahre dermaßen und ausnahmslos auf eine Person fixiert ist, wartet nach deren Tod ein gänzlich anderes Leben. Nichts ist mehr wie vorher. Die Erinnerung an das Gefühl, von tiefer Liebe und Geborgenheit begleitet durch den Tag zu gehen, erzeugt einen kaum auszuhaltenden Schmerz. Ich spürte zunächst nur noch das grauenvolle Gefühl der Einsamkeit.

Obwohl ich im Kreise meiner Familie aufgehoben war, fühlte ich mich verloren. Jede Nacht schloss ich meine Zimmertür ab, zündete eine Kerze an und wartete auf das versprochene Zeichen. Mit den Worten: «Mama, die Luft ist rein!» versuchte ich verzweifelt, sie zu mir zu rufen, um ihre Anwesenheit zu spüren. Aber Nacht für Nacht saß ich allein da. Nichts geschah. Weder sank die Temperatur im Raum abrupt ab, noch ließ der Hauch eines Geistes die Kerze erlöschen.

Irgendwann wurde mir klar, wie albern und idiotisch mein Verhalten war. Ich begann mein Leben in die Hand zu nehmen und schlug den richtigen Weg ein. Auf diesem neuen Weg, auf dem ich mich noch immer befinde, ist mir so viel Schönes und Wichtiges widerfahren, und ich bin mir heute ganz sicher, dass da jemand ein sehr wachsames Auge auf mich hatte und hat.

202

Mir begegnete die große Liebe meines Lebens, und dafür bin ich dem Schicksal oder dem Wesen, das die Weichen dafür gestellt hat, unendlich dankbar. Das ist für mich rückblickend das so sehnsüchtig erwartete Zeichen. Mein Leben ist so reich, weil ich einer Vielzahl Herzensmenschen begegnen durfte, und ich bin heute eine glückliche Frau. Es vergeht kein Tag, an dem ich nicht an meine Mutter denke – und ich muss gestehen, dass ich sie noch immer schlimm vermisse. Aber heute bin ich einfach dankbar, dass ich so viele wunderbare Jahre und Momente ihre große Persönlichkeit und ihr schönes Herz erleben durfte.

Langsam stellte ich mich der Aufgabe, mich um meine Geschwister zu kümmern, und nachträglich denke ich, dass ich Andrea und Martin ziemlich auf den Keks ging, obwohl ich versuchte, toleranter zu sein als meine Mutter. Sie durften länger wegbleiben als vorher, bekamen mehr Taschengeld, ich versuchte ihnen das Leben zu verschönern, indem ich für Süßigkeiten sorgte, die sie auch dankend annahmen. Auf kleinen Zetteln schrieb ich ihnen jeden Morgen: «Ich hab euch so lieb.»

Das hatte ich von meiner Mutter übernommen. Solange ich denken und natürlich lesen kann, fand ich jeden Morgen, neben dem Zahnputzbecher, einen kleinen handgeschriebenen Zettel von ihr. Darauf stand, dass sie mich lieb hat und mir einen schönen Tag wünscht. Auf keinem dieser Zettel fehlten kleine Herzen, die manchmal anatomisch eher die Form einer Niere aufwiesen. Oft legte sie noch ein kleines Karamellbonbon oder eine andere Süßigkeit dazu.

Von Woche zu Woche wurde ich kräftiger, fast zu kräftig. Hatte ich vorher kaum noch etwas gegessen, aß ich nun zu viel, weil ich leben wollte. Aber es war notwendig gewesen, eine Entscheidung zu treffen, und nun versuchte ich wieder, mit kleinen Schritten hinein ins Leben zu gehen.

Das war nicht einfach, weil der Schmerz nicht weniger wurde. Ich vermisste meine Mutter schrecklich. In jeder Minute fehlte sie mir – und ich bin mir sicher, dass es meinen Geschwistern ähnlich erging. Zu so vielen Dingen wollte ich ihre Meinung wissen, so vieles hätte ich ihr gern noch erzählt. Wir hatten ein so enges Verhältnis gehabt, so oft miteinander telefoniert – und plötzlich war da diese unendliche Leere.

Und immer wieder musste ich an die Monate vor ihrem Tod denken. Wie oft hatte sie noch schwer gezeichnete Krebspatienten besucht und sich ihre Krankengeschichten angehört, ohne dass man ihr angemerkt hatte, dass sie selbst krank war. Noch immer ist sie auf jedes Schicksal eingegangen, hatte Trost und Zuversicht gespendet, obwohl sie selbst unter Schmerzen litt. So hatte sie auch einen Termin bei der «Kölner Frauenselbsthilfe nach Krebs» wahrgenommen, und alle, mit denen sie gesprochen hatte, waren Krebspatienten gewesen. Was wird sie dabei gedacht haben? Hat sie ihre eigene Erkrankung verdrängt? Hat sie in den schwerkranken Menschen sich selbst gesehen? Meine Mutter wollte keine Schonung, keine Rücksicht, keine wohlmeinenden Lügen. Sie hasste Ausflüchte. Ich denke, das war auch einer der Gründe, warum sie mit meinem Vater nicht viel über ihre Krankheit sprach, obwohl sie wusste, wie es um sie stand. Sie war Ärztin gewesen, und in ihrer direkten Art verlangte sie auch von den Medizinern, die ihre Diagnose stellten, rücksichtslose Wahrheit. Spätestens nach der zweiten Operation, die wie die dritte im September 1984 erfolgte, wird sie gewusst haben, dass es für sie keine Rettung mehr gab. Annemarie Kerp bestätigte mir das in einem Telefonat nach unserer Zusammenkunft in Österreich: «Öfter als zuvor hatte sie abends nach der Arbeit gesagt: ‹Bleiben Sie noch ein bisschen. Trinken wir noch eine Flasche Wein zusammen.›» Annemarie Kerp blieb, obwohl es ihr nicht immer leichtfiel und ihr das freundschaftliche Zusammensein die Kehle zuschnürte. Meine Mutter spürte das und sagte einmal zu ihr: «Seien Sie nicht traurig. Ich bin es auch nicht. Ich habe ein wunderbares Leben gehabt, ich habe Kinder, die ich über alles liebe. Ich habe einen Mann, der mir die Welt erschlossen hat, und ich habe eine Aufgabe, die mich erfüllt.» Mit Letzterem meinte sie die Krebshilfe, ihr viertes Kind.

WAS ICH DIR NOCH SAGEN MÖCHTE

Köln, irgendwann im Frühling 2015

Liebe Mama,

eine lange und sehr bewegende Spurensuche nähert sich ganz langsam dem Ende. Es war eine für mich tief berührende Reise auf den Pfaden deines Lebens. Ich wandelte auf den beeindruckenden Spuren, die du hinterlassen hast, und ich habe dabei deine Nähe in jedem Moment gefühlt. Du warst mein erster Gedanke nach dem Erwachen, und mit dir bin ich jeden Abend eingeschlafen. Es verging kaum eine Nacht, in der ich nicht von dir geträumt habe. Manchmal waren es fröhliche Träume von Abenteuern, die wir gemeinsam durchlebten und meisterten. Krankheit und Tod wurden in diesen Drehbüchern nicht berücksichtigt. Häufig waren es aber auch quälende und traurige Albträume vom Sterben und vom Abschied in den unterschiedlichsten Kulissen, aus denen ich dann schweißgebadet hochgeschreckt bin.

Ich wusste schon im Vorfeld um die Turbulenzen, die in mir entstehen würden, wenn ich mich auf den Weg in deine und unsere gemeinsame Vergangenheit mache. Heute möchte ich dir sagen, dass es eine der besten Entscheidungen meines Lebens war, dir nach dreißig Jahren wieder so intensiv zu begegnen.

Ich durfte dich bei diesem Unterfangen noch ein wenig besser kennenlernen, und ich bin erfüllt von tiefer Liebe und größtem Respekt für dich und deinen oftmals steinigen Lebensweg. Dass du eine Kämpferin bist, weiß ich selbstverständlich so lange, wie ich dich kenne. Welchen schweren und existenziell bedrohlichen Situationen du besonders als junge Frau ausgesetzt warst, kann ich erst heute wirklich ermessen.

Stell dir mal vor, ich komme gerade aus Bonn, da mich die Deutsche Krebshilfe zu einer feierlichen Kranzniederlegung an deinem dreißigsten Todestag eingeladen hat. Morgens um elf. Mir war es heimlich auch zu früh, aber ich habe mir trotzdem den Wecker gestellt. Ehrensache, Mama.

Überpünktlich um halb elf war ich an deinem Grab und wurde von der zauberhaften Christiana Tschoepe, Leiterin der Presse- und Öffentlichkeitsarbeit der Deutschen Krebshilfe, begrüßt. Sie war schon so früh vor Ort, um gegebenenfalls die leeren Flaschen der Herren vom Wohnheim nebenan, die schon am Vormittag einem alkoholischen Getränk gegenüber nicht abgeneigt sind, zu entsorgen. Nach und nach fanden sich auch die anderen Mitarbeiter der Krebshilfe dort ein. Es waren locker mehr als fünfzig Personen, und ich kannte selbstverständlich fast keinen mehr. Erstaunt stellte ich fest, was für ein junges, dynamisches Team heute in der Geschäftsstelle in Bonn tätig ist. Der Vorstandsvorsitzende der Deutschen Krebshilfe, Herr Gerd Nettekoven, unterrichtete mich darüber, dass der Anteil an Frauen über 70 Prozent beträgt. Das findest du doch mit Sicherheit auch großartig!

Gerd Nettekoven, klingelt da was bei dir?

Ja, es handelt sich tatsächlich um jenen sympathischen jun-

207

gen Mann, der im Anschluss an seine Ausbildung als Industrie-
kaufmann seinen Zivildienst in der Deutschen Krebshilfe geleistet hat. Danach hatte er das feste Vorhaben, ein Studium der
Betriebswirtschaft zu ergreifen. Doch da hatte er die Rechnung
ohne dich, die geborene Wirtz, gemacht. Du hast seine Quali-
täten auf den ersten Blick erkannt und ihn einfach nicht gehen
lassen.

Schau bitte mal, wo dieser junge Mann heute steht! Du hattest eben in jeder Beziehung einen guten «Röntgenblick».

Punkt elf Uhr schritten der Präsident der Krebshilfe, Fritz
Pleitgen, Gerd Nettekoven und ich an dein Grab, um dort einen
wunderschönen Kranz niederzulegen. Die Sonne stand hoch
am wolkenfreien Himmel, und die Vögel zwitscherten um die
Wette. Mit einem Wort, die Stimmung war feierlich und alles andere als bedrückt. Das Einzige, das etwas drückte, waren die zu
engen Schuhe, die ich mir am Vortag geborgt hatte.

Selbstverständlich waren auch Fotografen anwesend, die den
feierlichen Moment im Bild dokumentierten. Dabei war einer
der Herren so hoch motiviert, den besten Blickwinkel zu ergat-
tern, dass er ins Stolpern geriet und prompt rückwärts in die Wicken plumpste. Dadurch wurde die andächtige Stille ein wenig
aufgelockert. Und ich vernahm die Diskussion zweier Mitarbei-
terinnen, ob sie denn anschließend 'ne flotte Currywurst oder
doch lieber 'ne Pizza beim Italiener essen sollten. Das hätte dir
mit Sicherheit ebenfalls gefallen.

In meinem Auto wartete noch ein Blumentopf mit Maiglöckchen auf dich, die ich nach dem offiziellen Teil neben deinen Grabstein pflanzen wollte. Darüber informierte ich Frau
Tschoepe leise, und sie stellte mir auf der Stelle Herrn Schulz,

den guten Geist der Krebshilfe, zur Seite. Nachdem sich alle Mitarbeiter verabschiedet hatten, holte ich besagte Maiglöckchen aus dem Wagen und kam damit zurück. Herr Schulz, ausgerüstet mit professionellem Gartenequipment, machte sich auf Knien an die Arbeit, um ein Loch an der von mir ausgewählten Stelle zu graben. Dabei nahm er wenig Rücksicht auf seine feine Anzughose und kämpfte sich unermüdlich durch das alte, knorrige Wurzelgeflecht. Ich hätte es, naiv wie ich nun mal bin, nie im Leben ohne ihn geschafft. Er hat mir anschließend versprochen, immer mal wieder nach deinen Maiglöckchen zu sehen. Es gibt sie doch, die Engel auf Erden.

Ich möchte dir noch dringend sagen, wie dankbar ich dir bin, dass du mich zur Welt gebracht und sämtliche Entbehrungen in Kauf genommen hast, um uns ein kleines Nest zu bauen. Das erklärt mir einmal mehr unsere enge und tiefe Verbindung.

Wie du wahrscheinlich weißt, habe ich nicht nur überlebt, sondern auch meinen Weg gefunden. Seit Anfang der Neunzigerjahre kämpfe ich gemeinsam mit Hella, ich denke mal, dass ich sie dir nicht extra vorstellen muss, für die Gleichstellung der Homosexuellen in unserem Land. Jetzt halte dich fest, heute dürfen Mädchen Mädchen und Jungs Jungs heiraten. Für mein Engagement habe ich sogar am 29. April 2009 in Osnabrück den Rosa-Courage-Preis gemeinsam mit ihr verliehen bekommen. Diese Courage habe ich von dir geerbt, Mama.

Ist dir eigentlich aufgefallen, dass ich meine Nase noch immer nicht habe operieren lassen? Und das, obwohl sie jetzt nach einer größeren Nebenhöhlenoperation zusätzlich einen deutlich Rechtsknick hat. Ich möchte es nur noch einmal kurz erwähnt haben.

In den vergangenen Wochen und Monaten habe ich mit den unterschiedlichsten Menschen sehr bewegende Gespräche geführt. Jeder, dem ich von dem Buchprojekt über dich erzählte, bekam auf der Stelle glänzende Augen und berichtete mir unaufgefordert von seinen Erinnerungen an dich. Viele davon sind dir nie persönlich begegnet, haben aber nach so vielen Jahren noch immer ein positives, klar umrissenes Bild von dir. Hast du eigentlich eine Idee davon, wie bleibend dein Eindruck und die Erinnerung an dich bei den Menschen nach wie vor sind?

Darüber hinaus habe ich natürlich auch das Gespräch mit den dir nahen Menschen gesucht. Es waren, egal ob gute Freunde oder enge Mitstreiter von dir, jedes Mal sehr intensive Begegnungen, bei denen auch das ein oder andere Mal ein paar Tränen flossen. Du ahnst ja nicht, wie präsent du in den Herzen deiner Freunde und Wegbegleiter bist. Auch nach dreißig langen Jahren hast du noch immer einen festen Platz bei ihnen. Mich haben diese Wiedersehen sehr bewegt und tief berührt.

Seit du nicht mehr bei uns bist, kann und möchte ich kein Silvester mehr feiern. Am 31. Dezember sind mein Herz und meine Gedanken nur bei dir, und ich erinnere mich an all die schönen Geburtstagsmomente und Jahreswechsel mit dir. Dieses Jahr habe ich auch meinen Geburtstag nicht gefeiert. Ich bin am 28. März zweiundfünfzig geworden. Du hast damals diesen Geburtstag gefeiert, wohl wissend, dass es keinen dreiundfünfzigsten mehr geben wird. Jetzt fühle und erlebe ich, wie jung du damals warst – und kann noch besser ermessen, was es bedeutet, so früh gehen zu müssen. Du hast uns deinen letzten Ehrentag so leicht gemacht und dir nichts von deiner Traurigkeit und Verzweiflung anmerken lassen. Was für ein Kraftakt, Mama!

In meinem Herzen und in meiner Erinnerung, die von tiefer Liebe erfüllt ist, lebst du weiter. Darüber hinaus hast du auch in den Herzen deiner Familie, besonders auch deiner anderen Kinder, einen festen Platz und bleibst unvergessen. Wenn ich von deinen anderen Kindern spreche, beziehe ich die Deutsche Krebshilfe, deine Letztgeborene, mit ein. Als dir klar war, dass dir nur noch wenig Zeit bleibt, hattest du neben deinen beiden jüngsten Kindern, die du viel zu früh verlassen musstest, auch große Sorgen um das Fortbestehen deiner wichtigen Lebensaufgabe, der von dir gegründeten Institution. Heute kann ich dir sagen, dass all deine Befürchtungen gänzlich unbegründet waren. Die motivierten Mitarbeiter der Deutschen Krebshilfe haben deine Ideen und Visionen weitergetragen, und die Bürger haben deine Initiative nach besten Kräften unterstützt.

Ich weiß sehr genau, wie viel dir daran liegt, dass die erfolgreiche Entwicklung in den vergangenen Jahren im Kampf gegen den Krebs auch in diesem Buch ihren Platz findet. Aus diesem Grund habe ich mich entschlossen, der Deutschen Krebshilfe, deinem wichtigen vierten Kind, das letzte Wort zu überlassen.

Dann bis heute Nacht, wenn wir uns wieder in meinen Träumen begegnen.

Die Liebe bleibt!
Deine
Cornelia

PS: Ich wäre nicht die Tochter meiner Mutter, wenn ich es am Ende dieses Buches versäumen würde, die Kontonummer und Bankverbindung der Deutschen Krebshilfe zu nennen.

Ich bitte Sie im Namen von Mildred Scheel, die wichtige Arbeit ihres Lebenswerkes durch eine Spende zu unterstützen.

Stiftung Deutsche Krebshilfe
Kreissparkasse Köln
Konto: 91 91 91
BLZ: 370 502 99
IBAN: DE65 3705 0299 0000 9191 91
SWIFT/BIC: COKSDE 33XXX

Selbstverständlich kann Ihre Spende steuerlich geltend gemacht werden.

Ja, ja, Mama, ich weiß, das findest du die beste Idee am ganzen Buch.

DAS LETZTE WORT HAT IHR VIERTES KIND

Visionärin mit Bodenhaftung
Erinnerungen an Mildred Scheel

Ahnen Eltern, wenn sie für ihr Kind den Vornamen aussuchen, welche herausragenden Charaktereigenschaften es einmal haben wird? Man könnte es beinahe für möglich halten: Der Vorname Mildred leitet sich vom althochdeutschen Namen Miltraud oder Miltrud ab. Dabei bedeutet *mildi* freundlich und freigebig, *trut* steht für Kraft und Stärke.

Mildred Scheel war eine starke Frau, die ihre Kraft und Energie freigebig für andere einsetzte – für Menschen, die Zuwendung ebenso brauchten wie eine nachhaltige Vertretung ihrer Interessen. So ist sie mir zeitlebens in Erinnerung geblieben …

Als sie in den sechziger Jahren als Ärztin arbeitet, ist Krebs in der deutschen Gesellschaft ein Tabuthema – eine Krankheit, über die Betroffene und ihre Angehörige lieber schweigen. Die Situation krebskranker Menschen ist hoffnungslos. Die Chancen auf Heilung sind gleich null, und niemand fühlt sich verantwortlich, die Versorgung der Betroffenen zu verbessern. Auf dem Gebiet der Krebsbekämpfung sind die USA Deutschland weit voraus.

Mildred Scheel kennt die Leiden der Betroffenen und weiß um das Schweigen, das diese Krankheit umgibt. Als Röntgenfachärztin fast täglich mit Krebskranken konfrontiert, begleitet

213

sie immer der Wunsch, diesen Menschen zu helfen und ihnen Hoffnung zu geben. Nachdem ihr Mann zum Bundespräsidenten gewählt wird, bietet sich ihr endlich eine Möglichkeit, ihre Vision zu realisieren.

Am 25. September 1974 gründet Mildred Scheel zusammen mit sieben engagierten Persönlichkeiten in der Villa Hammerschmidt in Bonn die Deutsche Krebshilfe. Neben Dr. Helmut Geiger, damals Präsident des Deutschen Sparkassen- und Giroverbandes, und Detlef Kühn als Präsident des Gesamtdeutschen Instituts gehören zu ihren Mitstreitern der Bankdirektor Bechtold Freiherr von Massenbach, die Journalisten Friedrich Ludwig Müller und Martin Virchow, Heinz Schmidt, seinerzeit Vorstandsmitglied der Daimler-Benz AG, und der Grafiker Professor Hermann Schardt.

Damit sie unabhängig und unbürokratisch auf Situationen in der Versorgung krebskranker Menschen reagieren kann, verzichtet die Organisation von Anfang an auf öffentliche Gelder. Allen Beteiligten war bewusst, dass die Deutsche Krebshilfe damit ohne die zuverlässige Unterstützung der Bürger nicht handlungsfähig ist.

Doch Mildred Scheel fordert die Menschen auf, Verantwortung zu übernehmen. Und ihr Appell kommt an: Bereits anderthalb Jahre nach ihrer Gründung verzeichnet die Deutsche Krebshilfe Spendeneinnahmen von rund fünf Millionen Euro. Damit stattet sie Kliniken mit medizinischen Geräten zur Krebsdiagnostik und -therapie aus und finanziert erste bundesweite Aufklärungsaktionen. Gemeinsam mit Experten entwickelt sie Ratgeber für die Betroffenen.

Mildred Scheels Popularität und Impulsivität, ihre unbekümmerte Kühnheit, die Sympathie und Anerkennung, die ihr und ihrem Mann entgegengebracht werden, sorgen dafür, dass die Entwicklung der Deutschen Krebshilfe zu einer Erfolgsgeschichte wird.

Mit großem persönlichen Einsatz und unglaublicher Energie setzt Mildred Scheel ihre Ideen in die Tat um. Oft arbeitet sie bis spät in die Nacht. Wenn die Geschäftsstelle der Deutschen Krebshilfe Dienstschluss hat, werden die Telefongespräche zu ihr nach Hause weitergeleitet. Das oberste Gebot für ihre Mitarbeiter: «Sagen Sie niemals: ‹Rufen Sie wieder an›, wenn jemand verzweifelt Auskunft über Krebs verlangt.» Im Gespräch mit Betroffenen ist sie stets eine mitfühlende, warmherzige Zuhörerin, die Rat gibt und Hoffnung spendet.

Dabei kommt auch ihre Familie nicht zu kurz: Für Cornelia, Andrea-Gwendolyn und Simon-Martin ist Mildred Scheel trotz aller beruflichen Verpflichtungen immer erreichbar. Mildred Scheel legt großen Wert auf ein intaktes und harmonisches Familienleben, und ich erinnere mich, wie Anrufe von zu Hause manchmal direkt in eine Besprechung vermittelt wurden. Vor einer erstaunten Versammlung von Männern in Nadelstreifenanzug sprach sie mit ihren Kindern über Schule, Kleidung oder Halsschmerzen.

Viele Aktivitäten konzentrieren sich in dieser Zeit auf die Person Mildred Scheel. Sie ist nicht nur die Initiatorin, die die Deutsche Krebshilfe ins Leben gerufen hatte, sondern auch die treibende Kraft, die immer wieder neue Impulse gibt. Sie holt sich kompetente Fachleute, die gemeinsam mit ihr und dem Vorstand der Deutschen Krebshilfe Strategien entwickeln, wie und wo die von der Bevölkerung gespendeten Gelder am sinn- und wirkungsvollsten eingesetzt werden können.

Die Humanisierung der Behandlung von Krebskranken liegt

ihr besonders am Herzen. Sie weiß: Die Seele des Patienten braucht ebenso viel Hilfe wie sein Körper – im Mittelpunkt steht immer der Mensch als Ganzes. Es ist daher eine schwere Belastungsprobe für unsere Organisation, als sie nicht einmal zehn Jahre nach Gründung der Deutschen Krebshilfe selbst an Krebs erkrankt. Bis kurz vor ihrem Tod wird diese Tatsache vor der Öffentlichkeit geheim gehalten. Zu groß ist Mildred Scheels Angst, dass ihr Lebenswerk dadurch gefährdet werden könnte und die Menschen Hoffnung und Zuversicht verlieren, wenn sie erfahren, dass die Präsidentin der Deutschen Krebshilfe selbst Krebs hat.

Sie stirbt am 13. Mai 1985. Ich kann mich noch gut an diesen Tag erinnern: Wir waren alle tief betroffen und traurig, aber auch ratlos, wie es nun weitergehen soll. Zunächst aber geht es in diesen Tagen und Wochen darum, Mildred Scheels Lebenswerk angemessen zu würdigen. Bei der Trauerfeier in der Münsterkirche in Bonn gehören daher auch Dr. Geiger und Professor Eder, München, als Vorsitzender des Wissenschaftlichen und Medizinischen Beirats der Deutschen Krebshilfe zu den Rednern.

Im letzten Telefongespräch, das Mildred Scheel vom Krankenbett aus mit Professor Eder geführt hat, fragt sie ihn: «Und ihr werdet weiterarbeiten?» Das Versprechen steht, aber die Suche nach einer würdigen Nachfolgerin gestaltet sich schwierig. Viele Prominente aus Politik und öffentlichem Gesellschaftsleben werden gefragt. Aber keiner fühlt sich wirklich berufen, in die Fußstapfen dieser großartigen Frau zu treten. Das Amt fällt letztendlich auf Dr. Geiger.

Viele befürchten in dieser Zeit, dass das Lebenswerk Mildred Scheels gefährdet ist und die Menschen Hoffnung und Zuversicht verlieren, weil selbst die Präsidentin der Deutschen Krebshilfe den Kampf gegen den Krebs verliert. Aber es tritt genau das Gegenteil ein: Die Unterstützung für die Deutsche Krebshilfe nimmt weiter zu. Als bisher erste Frau eines deutschen Bundespräsidenten ist es Mildred Scheel gelungen, ihr soziales Lebenswerk zum Nutzen aller Bürger zukunftsorientiert zu sichern.

Dieser Erfolg basiert auf dem Engagement vieler Menschen und ist, wie sie es einmal selbst formuliert hat, eine der größten Leistungen unserer Mitbürger auf gesundheitspolitischem Gebiet. Bürger ergreifen Initiative und tragen persönlich dazu bei, den Kampf gegen den Krebs zu führen – dies ist das Konzept der Deutschen Krebshilfe. In den vierzig Jahren ihres Bestehens hat die größte Bürgerinitiative gegen Krebs auf allen Gebieten der Krebsbekämpfung vieles angestoßen und erreicht: Sie hat Krebszentren mit initiiert, die Kinderkrebsmedizin auf das heutige hohe Versorgungsniveau gebracht, die Palliativmedizin in Deutschland mit etabliert und die Krebsforschung nach vorne gebracht. Heute können vier von fünf krebskranken Kindern und die Hälfte aller erwachsenen Krebspatienten geheilt werden.

Das «Unternehmen Krebshilfe», «viertes Kind» von Mildred Scheel, ist eine feste und unverzichtbare Größe im deutschen Gesundheitswesen. Ihr Wirken war und ist für uns alle ein großes Vorbild.

Denn trotz erheblicher Fortschritte in der Krebsmedizin und -forschung stehen wir nach wie vor großen Herausforderungen, die sich nicht zuletzt durch den demografischen Wandel in unserer Gesellschaft ergeben. Rund 500 000 Menschen erkranken in Deutschland jedes Jahr neu an Krebs. Experten rechnen damit, dass bis zum Jahr 2050 jährlich fast 600 000 Krebsneuerkrankungen auftreten, wenn sich der Anstieg des hochbetagten Bevölkerungsanteils in der bisherigen Weise fortsetzt.

Die Deutsche Krebshilfe wird diesen Herausforderungen begegnen und mit ihren zahlreichen Projekten, Initiativen sowie gesundheitspolitischen Aktivitäten dazu beitragen, dass alle Krebspatienten in Deutschland Zugang zu Diagnostik und Therapie auf dem aktuellen Stand des medizinischen Wissens erhalten.

Gerd Nettekoven
Vorstandsvorsitzender der Deutschen Krebshilfe

DANKE

Mein erster großer Dank gilt Hella von Sinnen.

Während des Entstehungsprozesses dieses Buches warst du meine strengste Kritikerin, jedoch nicht, ohne mich gleichzeitig unablässig weiter zu motivieren. Danke für dein unerschütterliches Vertrauen. Danke für deine Inspiration. Danke für dich!

Mein zweites tiefes Dankeschön ist an Fabienne Meyer gerichtet. Du weißt, warum. Durch dich hatte ich immer Rückenwind. Danke, dass ich dir begegnen durfte.

Dann möchte ich mich auch herzlich bedanken bei Regina Carstensen, von mir liebevoll Schneewittchen genannt. Sie hat mich vom ersten Tag an konstruktiv und geduldig unterstützt. Für sie war es mit Sicherheit eine große Herausforderung, mit meiner unkonventionellen Vorgehensweise umzugehen und dabei den roten Faden nie aus den Augen zu verlieren.

Jetzt möchte ich den Damen meines Lieblingsverlags, des Rowohlt Verlags, von ganzem Herzen danken:
Danke, Susanne Frank, du bist die beste Lektorin, die man sich vorstellen kann. Du wurdest nie müde, mich von der Idee, dieses Buch zu schreiben, zu überzeugen. Ich kann dir nicht ge-

nug für deine endlose Geduld und deine charmante Buchbetreuung danken.

Danke, Barbara Laugwitz, du bist nicht ohne Grund in der Position, in der du dich heute befindest. Meine Mutter hat immer gesagt: «Qualität setzt sich durch.»

Es ist mir eine Herzensangelegenheit, der wunderbaren, erfrischenden und unermüdlichen Kämpferin an allen Medienfronten meinen großen Respekt und innigen Dank auszusprechen. Nora Gottschalk, von dir hätte Mildred Scheel sich auch gerne bei sämtlichen Öffentlichkeitsarbeiten betreuen lassen.

Danke, Jutta Pachnicke, für das erneute Abtippen der Gespräche mit den Menschen, die einen Beitrag zu dem Buch geleistet haben. Ich hoffe sehr, dass Sie nicht sämtliche Papillarlinien in den Fingerkuppen bei dieser Arbeit eingebüßt haben.

Selbstverständlich möchte ich allen Freunden und Bekannten meiner Mutter von ganzem Herzen dafür danken, dass sie sich die Zeit dafür genommen haben, sich mit mir zusammenzusetzen, um mir ihre ganz persönlichen Erinnerungen und Gedanken anzuvertrauen. Nicht selten flossen dabei Tränen.

Danke, Annemarie Kerp.

Danke, Toni Netzle.

Danke, Graf und Gräfin von Nayhauß.

Danke, Alfred Biolek.

Danke, Joe Bodenstein.

Danke, Ursel Cassdorf.

Danke, Margot Hielscher.

Danke, Wolfgang Basiner.

Aus tiefstem Herzen möchte ich mich ebenfalls für die ausgesprochen schöne und konstruktive Zusammenarbeit mit den tragenden Menschen der Deutschen Krebshilfe bedanken: Fritz Pleitgen, Gerd Nettekoven, Christiana Tschoepe. Ein *Danke* ist bei weitem nicht genug.

Ebenfalls möchte ich Sebastian Schulz, dem «Helden der Maiglöckchen», danken. Es ist schön zu wissen, dass Menschen wie Sie sich in dem Lebenswerk meiner Mutter engagieren.

Mein weiterer persönlicher Dank gilt Elke Heidenreich. Vor geraumer Zeit hat sie mir als Reaktion auf einen Artikel, den ich für eine große deutsche Frauenzeitschrift geschrieben habe, ein Fax geschickt. Danke für deine Jahre zurückliegende Motivation.

Mein letzter Dank gilt Stevie Wonder. Danke für Ihre Musik, die meine Mutter so begeistert hat, und vor allem für den Song: I Just Called To Say I Love You. Und bevor ich es vergesse, nachträglich die besten Wünsche zu Ihrem Geburtstag am 13. Mai.

BILDNACHWEIS

Tafel 1 bis 7, 9 oben: Privatbesitz Cornelia Scheel

Tafeln 10, 11, 13 unten, 16: Mit freundlicher Genehmigung der Deutschen Krebshilfe (Fotograf: Ulrich Wienke)

Tafel 8 oben: picture-alliance/keystone

Tafeln 8 unten, 12 oben, 14 oben, 15: picture-alliance/dpa

Tafel 9 unten: picture-alliance/AP

Tafel 12 unten: Björn Bischoff/Getty Images

Tafel 14 unten: Interfoto/amw, München

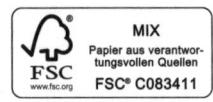